中医药畅销书选粹·医经索微

内经灵素考辨

—— 《黄帝内经》与《灵枢》《素问》

余自汉　连启明　李积光　吴传华

程自勉　陈元宏　刘晓兰　赵国祥

著

中国中医药出版社·北京

图书在版编目（CIP）数据

内经灵素考辨：《黄帝内经》与《灵枢》《素问》/余自汉
等著．—2 版．—北京：中国中医药出版社，2012.1
（2022.9 重印）
（中医药畅销书选粹·医经索微）
ISBN 978 – 7 – 5132 – 0635 – 8

Ⅰ．①内… Ⅱ．①余… Ⅲ．①内经 – 研究②灵枢经 – 研究
③素问 – 研究 Ⅳ．①R221

中国版本图书馆 CIP 数据核字（2011）第 224885 号

中国中医药出版社出版
北京经济技术开发区科创十三街 31 号院二区 8 号楼
邮政编码 100176
传真 010 – 64405721
廊坊市祥丰印刷有限公司印刷
各地新华书店经销

开本 880×1230 1/32 印张 4.125 字数 110 千字
2012 年 1 月第 2 版 2022 年 9 月第 3 次印刷
书号 ISBN 978 – 7 – 5132 – 0635 – 8

定价 19.00 元
网址 www.cptcm.com

服 务 热 线 010 – 64405510
购 书 热 线 010 – 89535836
维 权 打 假 010 – 64405753

微信服务号 zgzyycbs
微商城网址 https://kdt.im/LIdUGr
官 方 微 博 http://e.weibo.com/cptcm
天猫旗舰店网址 https://zgzyycbs.tmall.com

如有印装质量问题请与本社出版部联系（010 – 64405510）

出版者的话

中国中医药出版社作为直属于国家中医药管理局的唯一国家级中医药专业出版社，自创办以来，始终定位于"弘扬中医药文化的窗口，交流中医药学术的阵地，传播中医药文化的载体，培养中医药人才的摇篮"，不断锐意进取，实现了由小到大、由弱到强、由稚嫩到成熟的跨越式发展，短短的 20 多年间累计出版图书 3600 余种，出书范围涉及全国各级各类中医药教材和教学参考书；中医药理论、临床著作，科普读物；中医药古籍点校、注释、语译；中医药译著和少数民族文本；中医药政策法规汇编、年鉴等。基本实现了"只要是中医药书我社最多，只要是中医药教材我社最全，只要是中医药书我社最有权威性"的目标，在中医药界和社会上产生了广泛的影响。2009 年我社被国家新闻出版总署评为"全国百佳图书出版单位"。

为了进一步扩大我社中医药图书的传播效应，充分利用优秀中医药图书的价值，满足更多读者，尤其是一线中医药工作者的需求，我们在努力策划、出版更多更好新书的同时，从早期出版的专业学术图书中精心挑选了一批读者喜欢、篇幅适中、至今仍有很高实用价值和指导意义的品种，以"中医药畅销书选粹"系列图书的形式重新统一修订、刊印。整套图书约100种，根据内容大致分为七个专辑："入门进阶"主要是中医入门、启蒙进阶类基础读物；"医经索微"是对中医经典的体悟、阐释；"名医传薪"记录、传承名医大家宝贵的临证经验；"针推精华"精选针灸、推拿临床经验；"特技绝活"展现传统中医丰富多样的特色疗法；"方药存真"则是中药、方剂的精编和临床应用；"临证精华"汇集临床各科精妙之法。可以说基本涵盖了中医各主要学科领域，对于广大读者学习中医、认识中医和应用中医大有裨益。

今年是"十二五计划"的开局之年，我们将牢牢抓住机遇，迎接挑战，不断创新，不辱中医药出版人的使命，出版更多、更好的中医药图书，为弘扬、传播中医药文化知识作出更大的贡献。

中国中医药出版社

2011 年 12 月

内容提要

众所周知，中医学的理论渊源于《灵枢》《素问》两部书。而要弄清楚中医学的理论，了解中医学的形成和演变，只有认真研究《灵枢》《素问》。

本书以现存史料和出土文物为依据，系统地考证我国古代医籍"黄帝、扁鹊之脉书"与《黄帝内经》，以及《黄帝内经》与《灵枢》《素问》的关系问题，从中可以看出东汉以前我国医学的发展情况，以及版本沿革之一斑。对中医学的五行、脏腑学说和经络学说的起源和形成有充分的探讨，一些精辟的见解开拓了中医基础理论研究新的思路。本书还收录了《灵枢》《素问》两书中艰词涩句的辨析，一些千古疑窦赖以冰释。

本书可供中医科研、教学工作者，中医院校学生，医史研究者和学习、研究《灵枢》《素问》者参考。

目　录

第一章 《黄帝内经》与《灵枢》《素问》的关系

　　《灵枢》《素问》是我国现存最早的两部医学经典著作。这两部书比较全面地总结了我国古代医学的理论和经验，集中地反映了当时的医学成就。就是在科学昌明的今天，两书中的一些发现和发明，仍旧有着极高的科学价值。几千年来，为中华民族和东方其他民族的繁衍昌盛作出了不可磨灭的贡献。因此在世界医学的发展史上，有着崇高的地位。

　　要整理提高和发展中医学，使中医学现代化，就必须首先弄清楚中医学的理论；而要弄清楚中医学的理论，了解中医学理论的发生与发展，就必须深入细致地研究《灵枢》《素问》。因为中医学的理论体系，如阴阳五行学说、脏象学说、经络学说，无不渊源于两书。但要研究《灵枢》《素问》，又必须首先解决《灵枢》《素问》和《黄帝内经》的名实问题。

　　下面拟就《黄帝内经》与《灵枢》《素问》三者的关系问题展开讨论。

第一节　旧说新论

　　从现存文献的记载来看，现传《灵枢》《素问》两书，就是《汉书·艺文志·方技略》所著录的古籍《黄帝内经》的观点，最早是西晋皇甫谧（215—282）提出来的。他在《黄帝三部针灸甲乙经·序》中说："按《七略》《艺文志》《黄帝内经》十八卷。今有《针灸》九卷，《素问》九卷，二九十八卷，即《内经》也"。其后，隋人杨上善又将《灵枢》、《素问》的内容勒为一部，即《黄帝内经太素》。唐代王冰在次注《素问》时说："班固《汉书·艺文志》曰，'《黄帝内经》十八卷'。《素问》即其经之九卷也，兼《灵枢》九卷，乃其数焉"。从此以后，士人医家多将《灵枢》《素问》统称《黄帝内经》。

尽管如此，明、清以来，就有些学者怀疑《黄帝内经》包括《灵枢》《素问》两书的观点。如清人姚际恒《古今伪书考》说："《汉志》有《黄帝内经》十八卷，《隋志》始有《黄帝素问》九卷，唐王冰为之注，冰以《汉志》有《内经》十八卷，以《素问》九卷，《灵枢》九卷，当《内经》十八卷，实附会也。或后人得《内经》而衍其说为《素问》，未可知。"当然，《素问》之名并非始见于《隋志》，乃首见于张仲景《伤寒杂病论·序》。但姚际恒谓"或后人得《内经》而衍其说为《素问》"的见解，却是很精辟。胡应麟在《四部正讹》中也说："凡《汉志》所无，而骤见六朝以后者，往往多因战国子书残轶者补缀之而易其名，以为真则伪莫掩，以为伪则真间存，尤难辨。自前辈少论及此，余不敏，实窃窥之。观《素问》《灵枢》之即《内经》，则余言概见矣。《素问》今亦称《内经》，然《隋志》止名《素问》，盖黄帝内外经五十五卷，六朝亡逸，故后人缀轶，而易其名耳。"今河北医学院主编的《灵枢经校释》，从脏腑－五行学说的理论格局形成的情况而论，认为《灵枢》《素问》成书年代的下限，可能突破刘向校书标目的时间，而下推至东汉。

综上所述，除《灵枢经校释》提出了一些论据外，其他见解多是臆测和传闻。一些传闻形成了"公认的看法"，而另一些传闻，则很少被人重视，不能说是公正的。一千多年了，是该到了摆脱历史上不一的传闻和"公认的看法"束缚的时候了。

第二节　"篇"、"卷"异同考

按《针灸甲乙经·序》皇甫谧所言《黄帝内经》包括《灵枢》《素问》两书的主要依据是《灵枢》《素问》两书卷数之和与《七略》《艺文志》所载《黄帝内经》的卷数相合。

由于皇甫氏未能提出任何旁证，且此前此后的史载书目，又从未把二者联系起来，因此，皇甫氏关于《灵枢》《素问》即是《艺文志》所载《黄帝内经》的说法是值得考虑的。

《针灸甲乙经·序》说"按《七略》《艺文志》"，无疑皇甫氏是见过《七略》的，但这并不等于《七略》上就有关于《黄帝内经》内容的说明。《艺文志》是以《七略》做底本改编的，而《七略》七卷又是删二十卷本《别录》而成的。陈国庆在《汉书·艺文志注释汇编》一书中说："《七略》的体例，很似后世《四库全书简明目录》。它和《别录》相同之处为皆有题解，不同之处为只有分类……但列书目而无篇目等等。"由此可见，《七略》也没有关于《黄帝内经》内容的说明。如果有，皇甫氏为何不提出更确凿的证据来说明《灵枢》《素问》即是《黄帝内经》的观点，而仅以卷数的相合为唯一根据？

皇甫氏以"《黄帝内经》十八卷"的卷数为依据，确认《黄帝内经》包括《灵枢》《素问》两书。所以我们从这里入手，观察其究竟。

清人皮锡瑞在《经学通论·三礼》中说："古之篇卷有同有异，此（指古文《礼》）则五十六卷即五十六篇，盖篇卷相同者。《礼记正义》引《六艺论》作古文《礼》五十六篇，不误。"《艺文志·六艺略》说，"《礼》古经五十六卷"。《仪礼》疏云，"孔子宅得古《仪礼》五十六篇，其字皆篆书，是古文也"。据此，《方技略》的"《黄帝内经》十八卷"则有两种可能：其一，"《黄帝内经》十八卷"，卷中有篇，但并不等于就有一百六十二篇。其二，"《黄帝内经》十八卷"，实际就是《黄帝内经》十八篇，此篇卷相同者，因篇中不可能再分篇。所以十八篇本《黄帝内经》不可能包括今日各九卷，而九卷又有八十一篇本的《灵枢》《素问》两部书。

《说文》说："篇，书也。"清人段玉裁注："书，箸也，箸于简牍者也，亦谓之篇。古曰篇，汉人亦曰卷。卷者，缣帛可卷也。"《艺文志》系东汉人班固所撰。则《方技略》的

"《黄帝内经》十八卷",当可能是《黄帝内经》十八篇。汉代所说的"卷",与西晋以后所说的"卷"含义不同。汉代的"卷"指书写的帛自成一卷轴而言,并不以内容的多少为标准。汉代的"卷"与"篇"的概念基本一致,"卷"中不言"篇"。西晋以后的"卷",则与"册"的意义相当,故其中又分"篇"。汉代"篇"与"卷"的区别在于,书于缣帛上的称作"卷",书于竹木简牍上的称作"篇"。有时则一概称作"卷"或"篇"。

以上看法可以从《艺文志》中找到可靠的根据。如《艺文志》说:"凡六艺一百三十一家,三千一百二十二篇;凡诸子八十九家,四千三百二十四篇;凡诗赋百六家,千三百一十八篇;凡兵书五十三家,七百九十篇,图四十三卷;凡数术百九十家,二千五百二十八卷;凡方技三十六家,八百六十八卷。"若将篇数相加计九千五百五十三篇,卷数相加是三千三百九十六卷。值得注意的是,班固在总括时却写道:"大凡书,六略三十八种,五百九十三家,万三千二百六十九卷。"按今计得六百一十四家,万二千九百九十篇。多十八家,少二百七十九篇。虽然"篇"、"卷"相加略有出入,但在"艺文志"中"篇"与"卷"的概念却是完全相同的,"篇"即"卷","卷"亦即"篇"。如顾实《汉志讲疏》说:"《六略》者,《论衡》曰,'《六略》之录,万三千篇'"。又说:"万三千二百六十九卷较之,卷即篇也。"就是在《方技略》中,篇与卷的概念也是完全相同。如房中八家,文中各家都写的"卷"数,如"容成阴道二十六卷,务成子阴道三十六卷"等,而后面小计却是"右房中八家,百八十六篇。"按今计得八家,百九十一篇,多五篇。所以,我们完全有理由认为《方技略》所载《黄帝内经》十八卷,《黄帝外经》三十七卷,实际当是《黄帝内经》十八篇,《黄帝外经》三十七篇。

第三节　《黄帝内经》《黄帝外经》考

一般认为,《黄帝内经》与《黄帝外经》只是次第而言。

如任应秋在《＜黄帝内经＞研究十讲》中说：至于古代的医书，如何叫做《内经》呢？从《汉书·艺文志》的目录来看，便可以一目了然。目录是：

《黄帝内经》十八卷。《黄帝外经》三十七卷。

《扁鹊内经》九卷。《扁鹊外经》十二卷。

《白氏内经》三十八卷。《白氏外经》三十六卷。《白氏旁篇》二十五卷。

看来"内"和"外"，只是相对之称而已，别无深义。日本丹波元胤《中国医籍考》说："按先子曰：汉书艺文志，载黄帝内经十八卷，外经三十七卷，及白氏扁鹊内外经之目。内外，犹易内外卦，及春秋内外传，庄子内外篇，韩非子内外诸说，以次第名焉者，不必有深意。"上说最为有理。如果把《黄帝内经》和《黄帝外经》看作一部书的两个组成部分，而《黄帝内经》是十八卷，《黄帝外经》是三十七卷。今日所存者唯《黄帝内经》，这就是说一部书的三分之二以上已经亡佚。如果按照"公认的看法"，把今日《灵枢》《素问》视为《黄帝内经》，那么一部书的三分之一不到就近二十万字，若《黄帝外经》未亡，则将是一部近六十万字的巨著。值得注意的是，医学著作古多秘传私授，再加上竹简帛书的传播条件，可想而知，任何医家都很难完成近六十万字的《黄帝内经》《黄帝外经》的撰写工作。以此观之，《黄帝内经》包括现传《灵枢》《素问》两书的说法，是站不住脚的。再说，我国的"五经"，五本著作的总和只有十六万字（其中《春秋》一万七千字，《易》二万四千字，《书》二万五千字，《诗》三万九千字，十七篇之《礼》五万六千字），而一部治病之书《黄帝内外经》，却近六十万字，比作为社会人文经典的五经之和还多三倍，实是不可思议！

毫无疑问，尽管《汉书·艺文志》所收医经四家的内容，在学术性质上相近，但是在学术思想、编写体例等方面不会相同。《汉书·艺文志·方技略》说："医经者，原人血脉、经络、骨髓、阴阳、表里，以起百病之本，死生之分，而用度箴石、汤、火所施，调百药齐和之所宜。"以上是医经四家的总括提要，并非单指"《黄帝内经》十八卷"而言。若以今日《灵枢》《素问》为《黄帝内经》，现今《灵枢》《素问》两书的内容，似将《方技略》医经四家的基本内容囊括而有余。我国近年从地下出土的大批汉代古医佚书，如《足臂十一脉灸经》《阴阳十一脉灸经》《脉法》《阴阳脉死候》《天下至道谈》《脉书》等，其理论内涵均未超越现传《灵枢》《素问》的范畴。再就《难经》而言，其多数内容亦与《灵枢》《素问》的内容相合。这都清楚地表明：现传《灵枢》《素问》当是汉前我国医学理论之集大成者。由于"《黄帝内经》十八卷"只是《方技略》医经四家二百一十六卷中的一小部分，所以它根本不可能包括现传《灵枢》《素问》两书。

《黄帝内经》的规模，根本不可能像今日的《灵枢》《素问》洋洋二十万言，十八卷，一百六十二篇。观《艺文志》有几本以篇名的著作，如《六艺略》有"孝经古孔氏一篇，二十章"，"孝经一篇，班固注，十八章"。颜师古《汉书注》曰："桓谭《新论》云：古孝经千八百七十二字，今异者四百余字。"再如《六艺略》说，"汉兴，闾里书师合《苍颉》《爰历》《博学》三篇，断六十字为一章，凡五十五章，并为《苍颉》篇"。按五十五章，每章六十字，计三千三百字。今《四部丛刊》据涉园藏明抄本影印《急就》一篇，计三十二章，正文一千一十六字。根据以上这些古籍的篇章的字数，照一般情况而论，汉时一卷书，或者说一篇书，大约是一千多字。依此类推，则十八篇本《黄帝内经》约为三、四万字，《黄帝外经》亦不过六七万字。若此似较为符合客观实际。

第四节　《难经》引文考

历代医家多认为《难经》是对《素问》《灵枢》经文的进一步发挥，如元人滑寿说："《难经》盖本黄帝《素问》

《灵枢》之旨，设有问答，以释其义。"又如清人徐灵胎说："以《灵枢》《素问》之微言奥旨，引端未发者，设为问答之言，俾畅厥义也。"

按今《难经》计八十一条，引用古代文献的原文计三十七处。其中引用"经言"的内容最多，计三十四处；引"《十变》言"三处。《十变》显然不是《灵枢》《素问》的内容，故不予讨论。今将《难经》引用"经言"的原文，凡与《灵枢》《素问》的经文相类者，皆录于下，以资对比。

一、《难经·十二难》："经言；五脏脉已绝于内，用针者反实其外；五脏脉已绝于外，用针者反实其内。"

《灵枢·九针十二原》："五脏之气已绝于内，而用针者反实其外……五脏之气已绝于外，而用针者反实其内……"

按：两书文字虽略有出入，但理论完全一致，显然有称引关系。

二、《难经·十三难》："经言见其色而不见其脉，反得相胜之脉者即死，得相生之脉者，病即自已。"又："经言：知一为下工，知二为中工，知三为上工，上工者十全九，中工者十全七，下工者十全六。"

《灵枢·邪气脏腑病形》："见其色而不得其脉，反得其相生之脉，则死矣；得其相生之脉，则病已矣。"又：

"能参（同"三"）合而行之者，可以为上工，上工十全九；行二者，为中工，中工十全七；行一者，为下工，下工十全六。"

按：前者两书文字略有出入，后者两书语序不同，文字也有出入，但理论完全一致，显然有称引关系。

三、《难经·二十二难》："经言：脉有是动，有所生病。"

《灵枢·经脉》："是动则病……所生病者……"。

按：两书之提法相同，显然有称引关系。但由于相同的仅是一个提法，故《难经》是称引《灵枢》或已佚之他书，尚难确定。

四、《难经·三十五难》："经言：小肠者，受盛之府也。

大肠者，传泄行道之府也。胆者，清净之府也。胃者，水谷之府也。膀胱者，津液之府也。"

《灵枢·本输》："肺合大肠，大肠者，传道之府。心合小肠，小肠者，受盛之府。肝合胆，胆者，中精之府。脾合胃，胃者，五谷之府。肾合膀胱，膀胱者，津液之府也。"

按二者文字，语序略有差异，间有详略，然而理论基本一致。唯《本输》尚有"三焦者，中渎之府"，而《难经》则无，是《难经》之疏漏抑系称引他书，遽难肯定。

《难经·四十六难》："经言：少壮者，血气盛，肌肉滑，气道通，荣卫之行不失其常，故昼日精，夜不寤也。老人血气衰，肌肉不滑，荣卫之道涩，故昼日不能精，夜不能寐也。"

《灵枢·营卫生会》："壮者之气血盛，其肌肉滑，气道通，荣卫之行，不失其常，故昼精而夜瞑。老者之气血衰，其肌肉枯，气道涩，五脏之气相搏，其营气衰少而卫气内伐，故昼不精，夜不瞑。"

按：此条的文字，两书不尽相同，是《难经》改述还是别引，均有可能。

五、《难经·六十五难》："经言：所出为井，所入为合。"又《六十八难》："经言：所出为井，所流为荥，所注为俞，所行为经，所入为合。"

《灵枢·九针十二原》："所出为井，所溜为荥，所注为输，所行为经，所入为合。"

按：此条二者完全相同，无疑有称引关系。

六、《难经·六十六难》："经言：肺之原出于太渊，心（实指手厥阴心包）之原出于大陵，肝之原出于太冲，脾之原出于太白，肾之原出于太溪，少阴之原出于兑骨，胆之原出于丘墟，胃之原出于冲阳，三焦之原出于阳池，膀胱之原出于京骨，大肠之原出于合谷，小肠之原出于腕骨。"

《灵枢·九针十二原》："阳中之少阴，肺也，其原出于太渊，太渊二。阳中之太阳，心也，其原出于大陵，大陵二。阴中之少阳，肝也，其原出于太冲，太冲二。阴中之至阴，脾也，其原出于大白，大白二。阴中之太阴，肾也，其原出于太溪，太溪二。膏之原，出于鸠尾，鸠尾一。肓之原，出于脖胦，脖胦一。"

按：此条二者文字详略不同，理论也显有差异。看来《难经·六十六难》所引，当与《灵枢·九针十二原》无涉。

七、《难经·六十九难》："经言：虚者补之，实者泻之，不实不虚，以经取之。"

《灵枢·经脉》："盛则泻之，虚则补之；……不盛不虚，以经取之。"

按：此条两书大体相同，可以认为有称引关系。

八、《难经·七十四难》："经言：春刺井，夏刺荥，季夏刺俞，秋刺经，冬刺合。"

《灵枢·顺气一日分为四时》："脏主冬，冬刺井；色主春，春刺荥，时主夏，夏刺输；音主长夏，长夏刺经；味主秋，秋刺合。"

按：此条两书理论不同，不存在称引关系。

九、《难经·七十九难》："经言：迎而夺之，安得无虚；随而济之，安得无实。虚之与实，若得若失；实之与虚，若有若无。"

《灵枢·九针十二原》："逆而夺之，恶得无虚，追而济之，恶得无实，……言实与虚，若有若无；……为虚为实，若得若失。"

按：此条两书之语序，文字略有出入，但理论上基本一致。唯《灵枢·九针十二原》有引《大要》之文，故《难经》究系称引何书，殊难断言。

十、《难经·八十一难》："经言：无实实，无虚虚，损不足而益有余。"

《灵枢·九针十二原》："无实（实），无虚（虚），损不足而益有余。"

按：此条两者同，无疑有引用关系。

十一、《难经·七十七难》："经言：上工治未病，中工治已病。"

《灵枢·逆顺》："上工，刺其未生也。其次，刺其未盛者也。"

按：此条二者思想基本一致，但都似源于其他文献，如《逆顺》又云："故曰：上工治未病，不治已病。此之谓也。"其"故曰"云云，足见其另有所本。

十二、《难经·二十三难》："经曰：明知终始，阴阳定矣。"

《灵枢·终始》："明知终始，五脏为纪，阴阳定矣。"

按：此条《难经》略，而《灵枢》详，是否引用，尚难肯定。

从以上对比可以看出以下几个问题：

1.《难经》所引"经言"的原文，还有十九条在《灵枢》《素问》中找不到相应内容，能找到相应内容的十三条经文，又只见于《灵枢》，而不见于《素问》。

2.《难经》所引"经言"的原文，有的显然与《灵枢》无关。即使与《灵枢》的内容在语言文字和学术思想上完全一致，二者无疑有称引关系的，也没有足够的根据说《难经》是称引《灵枢》。

3.《难经》所引"经言"的原文，有五条与《灵枢·九针十二原》的经文相类。但其中关于"十二原"的一条，《难经》显然不是引自《九针十二原》。这个问题是值得深思的。如果说《难经》另四条是引自《九针十二原》，那么《九针十二原》有的，《难经》也有引用的，为什么关于"十二原"的一条，却不引《灵枢·九针十二原》的，而另引其他古经的呢？这只能说明，《难经》的引文不是出自《灵枢》，而是另有所本。这些内容也许是同源异流，即二者都源于相同的古代文献，《灵枢》是对这些古代文献的直接继承和发展，而《难经》则是寻章摘句，进行问难发挥。这些被《难经》称作"经"的古代医学文献，究竟是哪些古经？从现存文献记载的情况看，只能是《汉书·艺文志》所著录的四家医经。因为

《难经》成书前著录于书的医经，只有《汉书·艺文志》所提的四家。况且医书称"某某内、外经"，又系刘向等所命定。

综上所述，可知关于《难经》系采撷《灵枢》《素问》之精要，设为问答，辑为八十一难的说法，是很可疑的。而上文所述，《难经》引自"经言"的原文，并非引自《灵枢》《素问》这一论点，也清楚地说明，今《灵枢》《素问》根本不是《汉书·艺文志》著录的《黄帝内经》。假使说《难经》所引十三条原文，系出自《灵枢》，而被认为是《黄帝内经》一部分的《素问》，《难经》却只字未提，这也是令人难以置信的。

第五节 《灵枢》《素问》异同考

《灵枢》《素问》两书，原本各九卷，每卷九篇，各为八十一篇，各为完整的体例。马莳说："大都神圣经典以九为数。""九"是奇数中的极数，"极"本是最大最多之义，以九九相乘表明《灵枢》《素问》之内容是大而无穷尽的。又八十一篇之数与黄钟之数合。古音有六律，再分阴阳成十二律。黄钟为阳律中之第一律，为付管所成。其长度为八十一粒黍之竖量。但观《汉书·艺文志》的古书，其篇卷章之多寡，各不相同，各随其内容多少而异，从未拘泥于九数和九九八十一之数。就《素问》而言，其最初的选辑本无疑是八十一篇。而《灵枢》最初的选辑本则可能是六十篇，后来才发展到八十一篇。从这个角度分析，《灵枢》《素问》也不当合称《黄帝内经》。

从现在的《灵枢》《素问》两书来看，内容颇多重复。如《灵枢·终始》的文字自"太阳之脉，其终也"，至本篇末，皆见于《素问·诊要经终论》。《灵枢·终始》的"凡刺之禁"一段文字，其意又见于《素问·刺禁论》。《灵枢·病本》全文，以及《灵枢·病传》中自"病先发于心"，至本篇末，其意皆见于《素问·标本病传论》。虽然《灵枢·病传》与

《素问·标本病传论》的文字略有差异，但二者之间无疑有同源关系。又如《灵枢·淫邪发梦》自"阴气盛则梦涉大水而恐惧，"至"肺气盛则梦恐惧，哭泣"止，皆见于《素问·脉要精微论》。《灵枢·九针论》中也有几段文字，完整地再见于《素问·宣明五气》和《素问·血气形志》。如果说《灵枢》《素问》是《汉书·艺文志》的十八卷本《黄帝内经》，可以肯定二者的内容自不当重复，更不会有整篇重复的现象。众所周知，刘向校书的一个重要环节就是除其重复。今《灵枢》《素问》的内容彼此重复，充分说明《灵枢》《素问》两书不是《汉书·艺文志·方技略》著录的《黄帝内经》。

若就《灵枢》《素问》两书的自身情况而言，两书各自的内容根本没有重复的地方。若以《灵枢》《素问》与《难经》三者一起比较，不难看出彼此重复的地方更多，由此观之，这三部古医籍应是各自完全独立的著作。只是由于著作年代相近，采用了一些相同的更古的文献做底本，所以它们的内容不免有雷同的地方，这是不难理解的。

现在的《灵枢》《素问》两书，在学术思想上比较一致，可谓互相补充，互相联系，但不能因为学术思想相近就断言它们当是一部书的两个组成部分。若说它们本是同根生，想必是最稳妥的。尽管两书语言特色相近，但是文笔风格各异。就《素问》而言，除开唐王冰补入的《天元纪》等七篇大论，以及北宋刘温舒补入的《刺法论》二篇以外，其余的几十篇论文的文字风格和体例相差不是太远，大多应是汉赋，似出自一时一人之手笔。八十一篇的《灵枢》则不然，有的文字古朴，大约出自战国，有的又绝类汉赋，显然有先后之分。

人们多以为《灵枢》《素问》是一体的原因是：两书的编写的体例基本相同，两书大多是以黄帝等问答的形式编写的。但是，一个值得注意的问题是：《灵枢》《素问》两书中出现的医圣多寡却完全不同。《素问》一书，除唐王冰补入的《天元纪》等七篇涉及运气学说的论文提到天师鬼臾区之名外，其余论文基本是以黄帝与岐伯、雷公三人的问答形式编写的。

《灵枢》除了黄帝与岐伯、雷公三人的问答以外，还有黄帝与少师，少俞、伯高的问答。既然《灵枢》和《素问》是一部著作，那为什么《素问》没有黄帝与少师、少俞、伯高的对话？

现传《素问》引用古代文献的名称有《色》《脉变》《揆度》《奇恒》《九针》《针经》《热论》《刺法》《上经》《下经》《本病》《阴阳十二官相使》《金匮》《脉经》《从容》《形法》《太始天元册》《脉法》《大要》《脉要》《阴阳》。任应秋在《〈黄帝内经〉研究十讲》一文中说："以上二十一种远古文献，均出自《素问》，仅《刺法》兼见于《灵枢》。说明《灵枢》成书较早，无从引用上述文献，《素问》成书略晚，便得以充分引用上述文献。正因为《素问》晚出，所以它还引用了《灵枢》的内容。如《疟论》云：'故《经》言曰：方其盛时必毁，因其衰也，事必大昌'。而《灵枢·逆顺第五十五》有曰：'方其盛也，勿敢毁伤，刺其已衰，事必大昌。'则《疟论》所称之《经》，即《灵枢》也。又《素问·至真要大论》云：'《经》言：盛者写之，虚者补之'。而《灵枢·大惑论第八十》便有'盛者泻之，虚者补之'之语，可见《素问·至真要大论》所称之《经》，仍然是《灵枢》。《素问·至真要大论》又云：'《论》言：人迎与寸口相应，若引绳小大齐等，命曰平'，而《灵枢·禁服第四十八》又曰：'寸口主中，人迎主外，两者相应，俱往俱来，若引绳小大齐等，春夏人迎微大，秋冬寸口微大，如是者，名曰平人。'则《素问·至真要大论》所引，实《灵枢》之节文耳。《素问》既一而再地引用《灵枢》之文，谓其后出，自无疑义矣。"既然《素问》较《灵枢》晚出，则两部不同时间的古籍更不可能是一部书。按《素问·疟论》所引"《经》言曰"一段文字虽然见于《灵枢》，但《灵枢·逆顺》的"方其盛也"之前还有"故曰"二字，可见《灵枢·逆顺》这段文字亦是引其他文献。考《灵枢·逆顺》一文中有"《素问·刺法》曰"在"故曰"之前，可见"故曰"的内容可能仍属《素问·刺法》，因此不能认为《素问·疟论》所引必系出自《灵枢》。再者，《素问·至真要大论》尽管引用了《灵枢》的原文，但此文显系在《素问》其他论文之后形成的，所以也不能据此论《灵枢》《素问》之先后。我们虽然不赞同上述以引文论《灵枢》《素问》之先后的观点，但是，赞同以古代文献在两部书中出现的多寡论先后的见解。

此外，《素问》一书有七处提到"经言"，而《灵枢》只有《岁露》一处提到"经言"。而《岁露》一文又显系后人窜入。就是说《灵枢》无引"经言"的内容，而《素问》则一而再地提到"经言"，此又与《灵枢》不同。如果《灵枢》《素问》是《汉书·艺文志·方技略》的《黄帝内经》，而《黄帝内经》居《方技略》医经、经方之冠，又以黄帝领衔，自然应是西汉前我国医经中最古老的，它的内容自不当再引别的"经言"。况且，《黄帝内经》本身是"医经"，何能又引"经言"？反之，既引"经言"，就说明其本身并非《方技略》所著录之"医经"，此亦可证《素问》不是《黄帝内经》。

马王堆两部古灸经，以及张家山《脉书》的出土，使我们知道：古老的十二脉系统，是由十一脉发展来的。今《灵枢》的《阴阳系日月》《根结》《本输》等论文保留了十一脉的古老痕迹。而《素问》则直言十二脉，我们在《素问》中无法肯定地找到十一脉向十二脉发展的踪迹。这充分说明：《灵枢》多数论文成篇的岁月较《素问》的成书年代要早。然《难经》却保留了十一脉的痕迹，如《难经·二十五难》说："有十二经，五脏六腑十一耳，其一经者，何等经也？然，一经者，手少阴与心主别脉也。"众所周知，十二经脉中手心主之脉名后出，而它现在的位置都是原属于手少阴心经的位置。《难经》提出这个问题，说明《难经》的成书年代亦不会晚于《素问》。

综上所述，从《灵枢》和《素问》的异同情况看，《灵抠》《素问》亦不当合称《黄帝内经》。由于两书最初的选辑本不是出自一时一人之手，有着明显的先后之分。因此可以

说：《灵枢》《素问》当和《难经》一样是各自完全独立的
著作。

第六节 《黄帝内经》的亡佚及《灵枢》 《素问》的成书

《黄帝内经》的书名，在现存史料中最早见于《汉书·
艺文志·方技略》。此后史载书目再也没有提到它。东汉末年
的张仲景在其《伤寒杂病论·序》中提到了今日传世古医籍
《素问》《九卷》（即皇甫谧所谓的《针经》、今日所谓的《灵
枢》）的书名，而未提到《方技略》四家医经中任何一家的著
作，就是十一家经方也不见著录。说明《黄帝内经》亡佚，
以及《灵枢》《素问》成书的年代是在西汉末年至东汉末年之
间。这从《隋书》有关刘向父子校书的情况和这些著作后来
的遭遇的叙述中也可以做出进一步的判断。如《隋书·经籍
志》说："歆遂总括群书，撮其指要，著为《七略》……大凡
三万三千九十卷。王莽之末，又被焚烧。光武中兴，笃好文
雅，明章继轨，尤重经术。四方鸿生钜儒，负自远而至者，不
可胜算。石室，兰台，弥以充职，又于东观及仁寿阁集校新
书，校书郎班固，傅毅等典掌焉。并依《七略》，而为书部，
固又编之，以为《汉书·艺文志》。董卓之乱，献帝西迁，图
书缣帛，军人皆取为帷囊，所收而西，犹七十余载，两京大
乱，扫地皆尽。"《艺文志》所收书是一万三千二百六十九卷，
较《七略》少了二万多卷，是可见在王莽之末的战火中有二
万多卷书化为灰烬。据"又于东观及仁寿阁集校新书"，可知
见于《方技略》的《黄帝内经》，并不是侍医李柱国所校定的
见于《别录》《七略》的《黄帝内经》，而是班固等在"四方
鸿生钜儒"收集的民间医学文献的基础上重新校编的医书。
著录于《方技略》的《黄帝内经》，也许是空有目录，而无其
实。《方技略》的医经和经方类著作不为东汉末的张仲景，以
及西晋王叔和、皇甫谧所知这一事实，清楚地说明：《方技

略》的医经、经方亡佚于王莽之末，或东汉末年的战火。

张仲景是东汉末年人，在西晋皇甫谧之前，他在《伤寒杂病论·序》中将《九卷》《素问》分别提出，而不言《黄帝内经》，说明《黄帝内经》并非《灵枢》《素问》之合称。再者，《隋书·经籍志》也将《素问》《针经》之名分别提出，如《经籍二》：

《黄帝素问》九卷。梁八卷。

《脉经》二卷。梁《脉经》十四卷，又《脉生死要诀》二卷。又《经脉》六卷，黄公兴撰；《脉经》六卷，秦承祖撰；《脉经》十卷，康晋恩撰，亡。

《黄帝甲乙经》十卷，音一卷，梁十二卷。

《黄帝八十难》二卷。梁有《黄帝众难经》一卷，吕博望注，亡。

《黄帝流注脉经》一卷。梁有《明堂流注》六卷，亡。

《黄帝针经》九卷。梁有《黄帝针灸经》十二卷，徐悦、龙衔素《针经并孔穴蝦蟆图》三卷，《杂针经》四卷，程天祚《针经》六卷，《灸经》五卷，《曹氏灸方》七卷，秦承祖《偃侧杂针灸经》三卷，亡。

是时刘向的《别录》和刘歆《七略》尚未亡佚，二者皆见于《隋书经籍志》。《经籍志》言《黄帝素问》，而不言《黄帝内经·素问》；言《黄帝针经》，不言《黄帝内经·针灸》；其后又未注明它们与《黄帝内经》的关系，并将二者隔开著录，可让《素问》《针经》不当合称《黄帝内经》。

就现传《灵枢》《素问》内容而言，无疑是两部汇编性著作。各书所收辑的文章，不都是出自一个时期，作者也不是一人，甚至学术观点也不尽一致。《灵枢》一书正是诸如马王堆出土的《足臂十一脉灸经》《阴阳十一脉灸经》《脉法》《阴阳脉死候》，或者张家山出土的《脉书》，以及《大要》《刺法》等各类各种古代医学文献的基础上发展起来的；而《素问》一书则是在诸如《史记·扁鹊仓公列传》所提到的古医书《脉书》《五色诊》《揆度》《奇恒》《阴阳》，以及《史记·

扁鹊仓公列传》所未提到的《阴阳十二官相使》《从容》《金匮》，或者张家山出土的《脉书》等二十多种古代医学文献的基础上发展起来的。但是，任何非官方的汇编本的选辑工作，开始往往是出自一时一人之手。《灵枢》《素问》这两个汇辑本也不例外，它们最初的本子也应是各出自一时一人之手。当然，这两部选辑本成书以后，自然不免随着时间的推移，社会风气的影响和个人好恶而有所删益，在师弟相传，辗转抄录的过程中代有亡佚。

从我国学术著作发展的一般情况来看，在先秦、西汉时期，许多著作的形成，最初只是一些零散的篇章，后来才被人编纂成书，确定书名。即使是成书以后，也还会有人继续增补，修订，甚至改名。元朝吕复在《九灵山房集·沧州翁传》中说："《内经·素问》，世称黄帝岐伯问答之书。乃观其旨意，殆非一时之言，其所称述，亦非一人之手。……而其大略，正如《礼记》之萃于汉儒，而与孔子、子思之言并传也。"就《灵枢》《素问》的形成而言，吕复的见解基本是正确的。《灵枢》《素问》两书的出现和形成，与礼学家们附《士礼》而传习的有关资料的汇辑本《大戴礼记》《小戴礼记》的出现和形成，有着惊人的相似之处。《灵枢》《素问》两书应是采用张家山《脉书》一类文献的内容，以及附于此类文献而传习的有关资料的汇辑本。毫无疑问，类似《灵枢》《素问》这种古代医学文献的汇辑本，在我国汉代远不止《灵枢》《素问》。自然这些汇辑本不免先后被淘汰，而只是保留下《灵枢》《素问》《难经》这三种汇辑本。

虽然《灵枢》《素问》的内容均涉及黄帝和岐伯，但根本不是《汉书·艺文志》的《黄帝内经》，而是我国东汉前医学理论文献的杂编。由于《灵枢》《素问》两书是在一些不同时期、不同观点的医学文献的基础上汇辑成册的，所以不仅两书的内容彼此不同，而且两书各自的内容也有某些不尽一致，甚至互相矛盾之处。但《灵枢》《素问》两书汇辑成书的时代相去不远，又都是以当时社会所流传的医学文献为基础，所以两书各自选辑时，不可避免地发生交叉重复，这就是两书部分内容雷同的一个原因。《难经》的情况也不例外。当然在编写手法上，三者有所不问，《灵枢》是粗处理，《素问》是精加工，《难经》是问答衍义。

春秋、战国、秦汉时期，我国学术界的门户、宗派之风很盛，医学乃活人之术，更是非其人不传，这就严重地阻碍了医学的发展。由于医家的秘籍不肯轻易示人，连抄写都很困难，所以不能在社会上广泛流传。这种情况在两汉时期才有改变。如《艺文志·序》云："汉兴，改秦之败，大收篇籍，广开献书之路。迄孝武世，书缺简脱，礼坏乐崩。圣上喟然而称曰：'朕甚闵焉'。于是建藏书之策，置写书之官，下及诸子传说，皆充秘府。成帝时，以书颇散亡，使谒者陈农求遗书于天下。"尽管有大量的民间流传的医学秘籍被汉皇室征集，收藏，从而使侍医，以及京城的士人医家有可能涉猎皇家收藏的各个时期，不同门类的医学秘籍，并可能在这些医籍的基础上先后编辑成《灵枢》《素问》《难经》等书，但从《方技略》收载的我国西汉前医籍的目录看，直到西汉末年，类似《灵枢》《素问》《难经》这种综合不同观点、不同时代的医学文献的汇编本还没有出现。《方技略》医经分四家，就清楚地说明了这一点。

据《隋书·经籍志》可知，在家传师授的医学著作刚刚校勘成书不久，就遭到灭顶之灾，李柱国校勘的《黄帝内经》等医经，经方定本毁于战火。在两汉之际的战火和动乱中，士人医家也无法编纂像《灵枢》《素问》这种杂糅诸家的医学文献。只有到了东汉，当"四方鸿生钜儒"，将幸免于战乱而藏在民间的不同时期、不同流派的医学秘籍又重新汇集到京城以后，一些医家士人才有可能在这些民间医学文献的基础上汇辑、编纂出《灵枢》《素问》等书。

东汉王朝建立以后，学术界不再像以前那样注重家法、派系学风。这也是《灵枢》《素问》一类汇辑性著作出现的一个社会原因。如王聘珍在《大戴礼记解诂·前言》中说："这时的家法、学风，从整个情况来看，已经不像西汉时期那么泾渭分明了。大多数今文学派的学者、礼家，为了适应朝廷礼制上的需要，为了自己的功名利禄，势不能满足于'抱残守缺'的传习《士礼》，所以此时在礼学方面逐渐形成了一种'博学洽闻，通贯古今'的学风。"

综上所述，《方技略》上所列四家医经、十一家经方类著作亡佚的年代当在东汉。虽然这些著作作为固定的书名篇目已经亡佚，但其学术思想，甚至语言文学。如医经类，有的无疑仍保存在《灵枢》《素问》《难经》中；经方类，有些无疑仍保存在《神农本草经》《伤寒杂病论》中。我们这样说是因为《黄帝内经》等医经、经方类著作成书的祖本，或父本、子本，也许就是其本身，在东汉时又成为《灵枢》《素问》《难经》《神农本草经》《伤寒杂病论》等古医籍成书的基础。今传世汉代医学文献，如《灵枢》《素问》《难经》，为什么主讲医理而很少言药与方？《神农本草经》《伤寒杂病论》为什么主讲药与方而很少言医理？二者的界线分得非常清，不能说没有受《方技略》的编写体例和分类法的影响。

总之，《灵枢》《素问》两书很可能是东汉中期由某些士人医家汇集东汉前一些时期的医学文献，并结合当代的医学成就分别编纂而成的。《灵枢》《素问》这两部医学文献汇辑本的最初选辑工作，无疑是分别出自一时一人或一些人之手。二者的成书年代无疑还有先后之分。

第二章　《黄帝内经》成书基础和形成

　　《黄帝内经》这一书名，在现存史书中，最早见于《汉书·艺文志·方技略》，上面写着："黄帝内经十八卷、外经三十七卷"。由于《方技略》只列书目，而无篇目，更无具体内容的叙述，所以《黄帝内经》究竟是一部什么样的著作？《黄帝外经》又包括哪些内容？现在已无法确切了解，但也不是毫无踪迹可寻，因为班固在《方技略》中还有一段叙述，再结合我国近年的考古发现，以及现存史料的记载，我们对《黄帝内经》一书的内容可以有一个大概的了解。下面略作论述。

第一节　"禁方书"

　　从现存史料以及出土古医佚书的情况看，我国最早的医药方书也和其他各类书籍一样，最初只是一些零散的篇章，没有具体的书名和作者名，有的甚至连篇题也没有。春秋战国秦汉的士人医家习惯称这些无具体书名和作者名的医药文献作"禁方"或"禁方书"。如《史记·扁鹊传》说："长桑君亦知扁鹊非常人也，出入十余年，乃呼扁鹊私坐，闲与语曰：'我有禁方，年老，欲传与公，公毋泄。'扁鹊曰：'敬诺。'……乃悉取禁方书，尽与扁鹊。"在这段叙述中司马迁两次提到长桑君的医书，都以"禁方"称谓，说明春秋战国时期我国的医药方书尚无专名，亦无作者名，而只是笼统地称作"禁方"。

　　我国最古的医药方书，是否像司马迁在《史记》中所反映的那样，只是一些零散的篇章，既无具体的书名，又无作者名呢？这一点已被我国近年的田野考古所证实，如 1973 年湖南长沙马王堆三号汉墓出土的十五种古医佚书。这些古医佚书出土时，原来都是一些零散的篇章，均无具体的书名和作者名。现在所谓《足臂十一脉灸经》《阴阳十一脉灸经》（甲本）《脉法》《阴阳脉死候》《五十二病方》《却谷食气》《阴阳十一脉灸经》（乙本）《杂禁方》《天下至道谈》等书名，都是"马王堆汉墓医书整理小组"为了称引方便，根据各书的内容试加的。

第二节　"脉书"与"黄帝、扁鹊之脉书"

我国最古的医药方书无具体书名和作者名的情况，在战国中期，最晚是在秦汉之际就发生了变化。一些远古遗传下来的零散篇章被一些士人医家整理、汇集、编纂并命定了书名，有的甚至冠以作者名。如《史记·仓公传》说："太仓公者，齐太仓长，临菑人也。姓淳于氏，名意。少而喜医方书，高后八年，更受师同郡元里公乘阳庆。庆年七十余，无子。使意尽去其故方，更悉以禁方予之，传黄帝与扁鹊之脉书。"在这段叙述中司马迁第一次提到了我国古代医药方书的专名，还有作者名。现在的问题是，"黄帝、扁鹊之脉书"是一部什么样的著作？它是否是在原来的"禁方"也就是一些远古流传下来的无具体书名、作者名的零散篇章的基础上整理、汇纂后命定书名和作者名的？若据司马迁所述"使意尽去其故方，更悉以禁方予之，传黄帝、扁鹊之脉书"，以及"庆有古先道遗传黄帝、扁鹊之脉书，五色诊病，知人死生，决嫌疑，定可治、及药论书，甚精。我家给富，心爱公，欲尽以我禁方书悉教公"二段话可以肯定，司马迁认为"禁方书"与"黄帝、扁鹊之脉书"属同一类书，只是称谓不同，也许内容不尽相同而已。既然司马迁将二者相提并论，又说"黄帝、扁鹊之脉书"系古先道遗传，而古先道遗传的医药方书却大多没有具体书名和作者名。所以，"黄帝、扁鹊之脉书"就只有可能是在那些远古流传的无具体书名和作者名的医药文献的基础上经整理、汇编，并命定书名、作者名后形成的。我国近年的地下发掘以铁的事实证明了我们以上的观点，如1983年底至1984年初，湖北江陵张家山西汉初期墓葬中出土了一部题名《脉书》的著作，其内容正相当于马王堆出土的无名医学文献《阴阳十一脉灸经》《脉法》《阴阳脉死候》三书之汇合，并略有增删。据此，我们可以测知；公乘阳庆传给淳于意的所谓"黄帝、扁鹊之脉书"的形成，也许就像张家山出土的《脉书》，系将马王堆出土的无名医学文献《阴阳十一脉灸经》《脉法》《阴阳脉死候》三书汇合、整理、充实并命名为《脉书》一样，系将古先道遗传的无具体书名和作者名的古代医学文献汇集、整理、充实并命名为"黄帝、扁鹊之脉书"后形成的。"黄帝、扁鹊之脉书"也许只是在张家山《脉书》前再冠以黄帝、扁鹊的称号也不是没有可能的。无论"黄帝、扁鹊之脉书"，或张家山《脉书》的内容多少如何，它们当是基于马王堆一类无名医学文献。无论它们的关系如何，这个命名过程当是一致的。

第三节　黄帝与医书

春秋战国各国的国都中，以齐国都城临菑（今山东省淄博市东北旧临淄）规模最大，也最繁华。当时齐国的文化事业很发达，如刘向在《别录》中说："吾有稷门，齐之城西门也，外有学堂，即齐宣王所立学宫也，故称为稷下之学。"齐湣王（公元前323年 — 前298年）时，稷下招集文人学士多至数万人。郭沫若在《十批判书》中说："稷下学宫的设置，在中国文化史上实在有着划时代的意义。它似乎是一种研究院的性质。"范文澜在《中国通史简编》中说："宣王之后，养士之风继续保存，各种学派大体汇集在齐国，临菑成为战国时期的文化城。"由此可以测知，当时的医家士人也必然汇集于临菑。而古先道遗传的一些无具体书名的医药文献也必然会被带到临菑。《管子》一书是齐国稷下学宫一些文学士人的论文集，其中有不少关于医学内容的论述，如《水地》就提到了五脏、五味、五体（即膈、骨、革、脑、肉）的配属关系，《四时》篇还有与马王堆出土古医佚书《阴阳脉死候》相类似的五体（风生木与骨，阳生火与气，土生肌肤，阴生金甲，寒生水与血）。这些论述自是出于医家之手笔。另外，司马迁在《史记》中为齐派学者扁鹊、仓公立传，说明当时齐国的医学最发达。所以，古代遗下来的零散医学文献最可能在齐国汇集、整理并命定书名。

战国时的齐国，自世卿田和代姜姓为国君之后，尊奉黄帝的风气渐趋兴盛，从统治者到学者均尊黄帝。如齐威王陈候因咨在《陈候因咨》的器物铭文中刻着"高祖黄帝，迩祠桓文。"这是说远则祖述黄帝，近则继承齐桓，晋文之霸业。无怪乎郭沫若在《稷下黄老学派的批判》一文中说："当时黄帝的存在，已经为齐国的统治者所信史化了。"

齐国崇尚黄帝，汇集于临菑的士人医家，要将若干流传已久的零散的文献汇编成书，并命定书名，最有可能把它归属于黄帝名下。

况且，具有朴素的唯物论和辩证法思想的古代阴阳五行学，这时也由稷下学宫的一位大师邹衍发展起来。因此齐国临菑的士人医家自然最先受到影响，并将这一学说运用到医学中，从而使若干单篇文献的汇辑工作，不仅是简单的排列组合，而可能补进阴阳五行学的内容。关于阴阳学说，《仓公传》有《阴阳》一篇可证。又《仓公传》说："所以至春死病者，胃气黄，黄者土气也，土不能生木，故至春死。"这里提到了五行色、脏、季、德四个方面的关系。又《仓公传》："其人嗜黍，黍主肺。"这里提到脏与谷之间的关系。由于士人医家在汇集、整理古代医学时，采用阴阳五行学，而古人认为阴阳五行之道源于黄帝，所以必然要和黄帝发生关系，如刘向《别录》说："言阴阳五行，以为黄帝之道。"邹衍也说其阴阳五行之术源于黄帝，如《史记·孟子荀卿列传》说邹衍："其言闳大不经，……先序今以上至黄帝。"

总之，黄帝与医学发生关系的地方最有可能是在齐国。

第四节　"黄帝、扁鹊之脉书"与《黄帝内经》

《黄帝内经》这一书名，古今学者往往认为是刘向取定的，现在总缺乏足够的证据。无论是谁取定的，至晚在西汉末期（公元前一世纪末年）已经确定了。从目录学的角度看，《汉书·艺文志·方技略》所载《黄帝内经》《黄帝外经》《扁鹊内经》《扁鹊外经》与司马迁在《仓公传》中所提"黄帝、扁鹊之脉书"有一定关系，至少《黄帝内经》《黄帝外经》《扁鹊内经》《扁鹊外经》名称的出现，是受了《仓公传》"黄帝、扁鹊之脉书"这一名的影响。因为纵观现存汉前史料，医学理论性著作冠以黄帝、扁鹊之名称者，只有以上两种。

《方技略》云："医经者，原人血脉、经落（络）、骨髓、阴阳、表里，从起百病之本，死生之分，而用度箴石汤火所施，调百药剂和之所宜。"这段叙述虽然是对七部医经的内容的概述，但《黄帝内经》亦包括在内。《史记》对"黄帝、扁鹊之脉书"的内容也有介绍，如《仓公传》云："庆有古先道遗传黄帝、扁鹊之脉书，五色诊病，知人生死，决嫌疑，定可治，及药论，甚精。"比较二者，我们可以发现以下几个共性问题：

一、二者都属于医学理论性著作。

二、二者都有经络学内容。因为据出土古医佚书和现存史料，西汉以前的《脉书》除少数当是脉诊类著作外，主要的应该是经络学著作。所以"黄帝、扁鹊之脉书"主要应该是经络学著作。

三、二者都属于诊断、治疗、预后法则的著作。一云："以起百病之本，死生之分。"一云："五色诊病，知人死生。"

若将《方技略》医经类总括的内容与《仓公传》其他内容相比较，更能看出阳庆授予淳于意的医学著作与《汉书》所载医经一脉相承。

从《仓公传》可知，仓公门徒虽然很多，但无一人尽得其传，可证其门徒必定是抄书而去，因为"黄帝、扁鹊之脉书"必定仍然在仓公手中。

汉文帝十三年，仓公坐法当刑，其小女提萦上书诣阙下，使仓公得免刑罪。《仓公传》云："意家居，诏召间所治病死生验者几何人也，主名为谁？召问故太仓长臣意：'方使所长，及所能治病者？其有书无有，皆安受学，受学几何岁？尝所有验，何县里人也，何病？医药已，其病状皆何如？具悉而对'。"汉文帝问了仓公十几个问题，如：仓公师徒三代受学情况，仓公行医情况，以及被诊者情况等，可以看出汉文帝对医学很重视。特别值得注意的是，汉文帝的第三个问题是"有书无有"。汉代流派吸取了秦代焚书坑儒的教训，非常重视书籍的收集整理工作。如《汉书·艺文志·序》云："汉兴，改秦之败，大收篇籍，广开献书之路。"再考虑到当时淳于意去罪免刑家居的特殊处境，我们可以测知，淳于意所奏书籍一定会被收集而藏于内府。

就司马迁编写《仓公传》而言，其绝大部分内容是来自仓公诊籍和仓公对诏。我们看到《仓公传》中连仓公对诏原文中比比皆是的自称"臣意"云云，司马迁也照录不误，而没有改成第三人称。这些说明，仓公对诏原件藏于内府，司马迁据中秘所藏而将其录入《仓公传》。就《仓公传》所摘医书内容而定，许多仍见于现传《灵枢》《素问》中。如《仓公传》云："和即经主病也，代则经脉有过。"唐张宗节《史记正义》云："见《素问》。"又如《仓公传》云："脉法曰：热病阴阳交者死。"《素问·评热病论》云："有病温者，汗出辄复热……病名阴阳交，交者死。"

《仓公传》云："三阴俱搏者，"《素问·阴阳别论》云："三阴俱搏者。"

《仓公传》云："脉法曰：年二十脉气当趋，年三十当疾步，年四十当安坐，年五十当安卧，年六十以上是当大董。"《灵枢·天年》云："二十岁，血气始盛，肌肉方长，故好趋。

三十岁，五脏大定，肌肉坚固，血脉盛满，故好步。四十岁……故好坐。"

类似语句还有许多，这些大段的医论文句和专门的医学术语，不可能是司马迁的创作，而必定是司马迁有所本而抄录来的。从《仓公传》记载的书名看，司马迁必定是抄录自公乘阳庆给淳于意的"黄帝、扁鹊之脉书"。因为《史记》到李国柱校《黄帝内经》相去不到百年，其间中原也没有发生大的战争，所以收藏于中秘府的"黄帝、扁鹊之脉书"自然不会亡佚。《汉书·艺文志》提供了令人信服的佐证，如《方技略》云："汉兴，有仓公。今其技术掩昧，故论其书。"据"论其书"三字可知，仓公奉献给汉文帝而藏于中秘府的"黄帝、扁鹊之脉书"并未亡佚，而《艺文志》所著录西汉末年以前的医学理论性著作中，以黄帝、扁鹊命名的又唯有《黄帝内经》《黄帝外经》《扁鹊内经》《扁鹊外经》。

所以，我们认为仓公奉献给汉文帝，并藏于秘府的"黄帝、扁鹊之脉书"当是《方技略》著录的《黄帝内经》《黄帝外经》《扁鹊内经》《扁鹊外经》的祖述蓝本。

第五节　《黄帝内经》内容考

《仓公传》云："'庆有古先道遗传黄帝、扁鹊之脉书，五色诊病，知人死生，决嫌疑，定可治，及药论，甚精。我家给富，心爱公，欲以我禁方书悉教公。'臣意即曰：'幸甚，非意之所敢望也。'臣意即避席再拜谒，受其脉书上下经、五色诊、奇咳术、揆度、阴阳、外变、药论、石神、接阴阳禁书，受读解验之，可一年所。"在这段叙述中，司马迁先说阳庆授予仓公的书叫"黄帝、扁鹊之脉书"，但在具体授书时又定传给仓公的书名称作"脉书上下经、五色诊、奇咳术、揆度、阴阳、外变、药论、石神、接阴阳禁书"。于是就出现这样一个问题，"黄帝、扁鹊之脉书"与"脉书上下经、五色诊、奇咳术"等之间究竟是个什么关系？仔细研究司马迁的这段叙述可知，"五色诊病，知人死生，决嫌疑，定可治"一段文字，当是对"黄帝、扁鹊之脉书"内容的概述。据此可以测知，"脉书上下经、五色诊病、奇咳术、揆度阴阳外变"等当系"黄帝、扁鹊之脉书"的篇名。如《仓公传》云，"其脉法奇咳言曰：'脏气相反者死。'"资证《奇咳术》系《脉法》一书的篇名。又根据张家山《脉书》的内容可知，《脉书》包括诊脉法一类的内容。由此可以测知，所谓"脉法奇咳"亦可称作"脉书奇咳"。现在还有一个问题，既然"脉书上下经、五色诊、奇咳术"等系"黄帝、扁鹊之脉书"的篇名，为什么又叫"脉书上下经、五色诊"呢？问题可能是这样的，远古流传下来的无书名、作者名的医学文献，早期一些士人医家曾根据其内容分别命名为"脉书上下经、五色诊、奇咳术"等。后来，世俗崇拜古人，为取信于人，一些士人医家又分别将这些单篇文献归属于黄帝、扁鹊的名下，如《淮南子·修务训》："世俗之人，多尊古而贱今，故为道者必托之于神农、黄帝，而后能入说。"也许仓公时"脉书上下经、五色诊、奇咳术"等虽然分别归属黄帝、扁鹊名下，但仍然保留着各自的独立性，如《仓公传》云："临菑人宋邑。邑学，臣意教以五诊，岁余。济北王遣太医高期、王禹学，臣意教以经脉高下，及奇络结。"资证"五色诊"和"脉书上下经"，当时可能独立成书，再考虑到当时的书多是刻在竹、木简上这一点，说"脉书上下经、五色诊"单独成书是完全可能的。浅见以为，真正把"脉书上下经、五色诊、奇咳术、揆度、阴阳、外变"等汇集、整理，并勒成《黄帝内经》《黄帝外经》《扁鹊内经》《扁鹊外经》的，恐怕还是西汉末年的侍医李国柱。本系"黄帝、扁鹊之脉书"篇名的"脉书上下经、五色诊、奇咳术、揆度阴阳外变"等不见著录于《汉书·艺文志》也说明了这一点。

还有一个问题，"脉书上下经、五色诊、奇咳术、揆度阴阳外变"等哪些属于"黄帝脉书"，哪些属于"扁鹊脉书"，甚或"黄帝、扁鹊脉书"就是一本书，这些是很难判断的。

但无论属于哪一种，后来当是各自独立的。

前面的考察说明"脉书上下经、五色诊、奇咳术"等属于"黄帝、扁鹊之脉书"的篇名，所以，弄清了"脉书上下经"等的内容，也就弄清了"黄帝、扁鹊之脉书"，或者说"黄帝脉书"，甚或说"扁鹊脉书"或《黄帝内经》的内容。

"脉书上下经"

"脉书上下经"之名，既见于《仓公传》，又见于现传《素问》，说明我国古代确有"脉书上下经"这种文献。据张家山《脉书》的内容，《仓公传》的"脉书上下经"当是主讲经络，兼及脉法的一种文献。如《仓公传》说："齐北王遣太医高期、王禹学，臣意教以经脉高下及奇络结，当论俞所居，及气当上下出入邪（正）逆顺，以宜镵石；定砭灸处，岁余。"高者，上也。"经脉高下"，应指手足经脉的走向。"奇络结"，似是后面奇经八脉的雏形。"俞"，穴位名称。《仓公传》又云："高永侯家丞杜信，喜脉，来学，臣意教以上下经脉、五诊，二岁余。临菑召里唐安来学，臣意教以五诊、上下经脉、奇咳术、四时应阴阳重，未成。""五诊"，当是前文的"五色诊"，"奇咳"，当是指前文的奇咳术。据此"上下经脉"当指"脉书上下经"。

这里顺便提一下，马王堆出土的《足臂十一脉灸经》一书共有三十四行，却有"足""臂"两个篇目，分别书写于帛的上端空白处，从而将全身的经脉分为两大类，"足"目下是下肢部的脉，共六条，"臂"目下是上肢部的脉，共五条。这种以"臂"、"足"分类的抄法，从一个侧面证实，《仓公传》的"经脉高下"'、"上下经脉"与"脉书上下经"所指实质上是一回事，实为同一种古代医籍。据此可知，《仓公传》所叙述的经络学当是出自"脉书上下经"。《仓公传》说："臣意即灸其足厥阴之脉"，"臣意灸其左太阳明脉"，"刺足少阴脉"，"热厥也，刺其足心各三所。"书中除"刺其足心各三所"一语指的是针刺的具体部位外，其余都是"灸××脉"，或"刺××脉"。无疑"刺××脉"是从"灸××脉"发展而来的。由此可见，"脉书上下经"是一篇类似马王堆出土的《足臂十一脉灸经》《阴阳十一脉灸经》，或者张家山汉墓出土的《脉书》的经络文献。但是从《仓公传》叙述的内容看，"脉书上下经"似比马王堆出土的两部古灸经和张家山《脉书》的内容更丰富。两部古灸经和《脉书》只有灸法，而淳于意时既有灸法又有针法。两部古灸经和《脉书》没有后世"经脉"的概念，而淳于意所见经络学文献，既有"经脉"，又有"络脉"。从"当论俞所居"，"定砭灸处"可知，在淳于意时经络学说的针灸穴位学也正在形成。由于《仓公传》中无有一处提到任何脉的任何一个穴位名称，所以很难说经络学的针灸穴位学已经形成。

从以上考察我们还可以发现，我国古老的经络学著作的源流关系大约经历了几个发展时期。即从《足臂十一脉灸经》到《阴阳十一脉灸经》，再发展到张家山《脉书》，从《脉书》到《脉书上下经》，最后方始发展到《灵枢·经脉》篇。

《仓公传》说："肝一络连属结绝乳下阳明，故络绝，开阳明脉，阳明脉伤，即当狂走。"两部古灸经足厥阴肝经的经脉循行都没有涉及阳明胃经，而《灵枢·经脉》篇的足厥阴脉却挟胃而属肝。这说明淳于意所见经络学文献《上下经》已经超越了两部古灸经的水平。

又《仓公传》说："齐北宫司空命妇出于病，……腹之所以肿者，言厥阴之络结小腹也。厥阴有过则脉结动，动则腹肿，臣意即灸其足厥阴之脉，左右各一所。"《足臂十一脉灸经》足厥阴脉无"妇人小腹肿"一病症，但《阴阳十一脉灸经》和《灵枢·经脉》足厥阴脉病症都有"是动则病，妇人少腹肿"，这说明"脉书、上下经"与《足臂十一脉灸经》无瓜葛，而与《阴阳十一脉灸经》内容相近。《仓公传》有四处提到"足××脉"，而无一处提到"手××脉"，更没有手足经脉配以脏腑的记载。由此观之，"脉书上下经"的经络水平尚未达到《灵枢·经脉》的水平。《仓公传》说："齐中大夫病龋齿，臣意灸其左大阳明脉"，此脉《阴阳十一脉灸经》中为"齿脉"。另外，《阴阳十一脉灸经》中的"肩脉"、"耳脉"、"臂钜阴脉"、"臂少阴脉"，都不见于《仓公传》，说明"脉书上下经"也不同于《阴阳十一脉灸经》，似是另一篇有关经络的学术著作。

《仓公传》说："齐太医先诊山跗病，灸其足少阴脉口……又灸其少阴脉。"又说："众医皆以为风入中。病主在肺，刺其足少阴脉。"这说明：类似"脉书上下经"的经络学著作并非仓公一家，而可能在当时，社会上广有流传。马王堆和张家山汉墓都有经络学文献出土，可证经络学著作在西汉是被士人医家所公认的一种非常重要的医学文献。

"五色诊"

"五色诊"和"五诊"应是同一篇文献，它的内容似包括五脏脉诊和面部五色变化两个方面，即后世所谓"合脉色"也。"五诊"，张守节《正义》说"谓诊五脏之脉。"又《仓公传》说："杜信喜脉，来学，臣意教以上下经、五诊、二岁余。""喜脉"之"脉"字可证"五诊"系诊脉学著作。文中"五色诊病、知人死生"，又提示"五色诊"一书又有望诊的内容。如《仓公传》说："所以知破石之病者，切其脉，得肺阴气，其来散，数道至而不一也，色又乘之。"

"奇咳术"

"奇咳术"又名"奇咳"，是一篇专门讨论脉诊的文章，如《仓公传》说："其脉法奇咳言曰：'三岁死'。"可见，"奇咳"属脉诊文献，而且渗透了五行学。《仓公传》对《脉法》有一个概括的描述："故古圣人为之脉法，以起度量、立规矩、县权衡、案绳墨、调阴阳，别人之脉各名之，与天地相应，参合与人，故乃别百病以异之。"这些叙述与《方技略》所载医经内容基本相近。《仓公传》的"古圣人为之脉法"一语，与马王堆出土《脉法》的"以脉法明教下，脉亦听（圣）人所贵殹（也）"义相近。马王堆出土《脉法》云："听（圣）人寒头而煖足"，《仓公传》则有："臣意即以寒水拊其头，刺足阳明脉，左右各三所，病旋已。"

综上所述，"黄帝、扁鹊之脉书"，或者说"黄帝脉书"，《黄帝内经》的内容主要包括：经络学、诊脉学和望色等。

最后一个问题，我们讨论一下"黄帝、扁鹊之脉书"，或者说"黄帝脉书"如何改编为《黄帝内经》的问题。

余嘉锡在《四库提要辨证》中说："向、歆校书，合中外之本以相辅，除复重订为若干篇，其事无异为古人编次丛书全集，著之《七略》《别录》，其篇卷之多寡，次序之先后，皆出重订，已与通行之本不同，故不可以原书名之。"考《管子》《荀子》《晏子》等七书的"叙录"可知，余嘉锡之说不误。《黄帝内经》《黄帝外经》是在原有著作的基础上，通过对几个本子，许多篇卷的互相校勘，除其重复，择其善者而从之。既称"校方技"，自然是原有本子，而并非侍医李柱国所撰写者可知。前文的考察似说明，侍医李柱国校勘的《黄帝内经》《黄帝外经》的原本著作应是淳于意所见的"黄帝、扁鹊之脉书"，或者说"黄帝脉书"。今日《素问》中尚保存着淳于意的学术见解，也说明淳于意的医籍未曾亡佚。对此，宋向元在"《仓公传》与《素问》所引古代医籍初探"一文中说："我们认为从《汉书·艺文志》所载书名《黄帝内经》《黄帝外经》《扁鹊内经》《扁鹊外经》看来，显然和淳于意的《黄帝扁鹊之脉书》有些关系。"关于《黄帝内经》和淳于意所见医书的关系，宋向元又说："而从年代的先后来看，应该是《黄帝内经》汇集了淳于意时代的医书（当然不止淳于意的医书），所以《黄帝内经》的内容有些和淳于意的学术见解是一致的。"浅见认为，宋向元的见解，较为符合历史之实际。

总之，由李柱国校编并定名，也许是刘向定名为《黄帝内经》《黄帝外经》的原本著作，就是"扁鹊之脉书"或者是"黄帝脉书"

根据上文的初步探讨，我对《黄帝内经》成书的基础及形成过程，提出下列看法：

一、《黄帝内经》的原始雏形是一些既无作者名又无书名的古代医学文献。其内容正相当于马王堆出土的《阴阳十一脉灸经》《脉法》《阴阳脉死候》，或张家山出土的《脉书》。据阳庆说，都是"古先道遗传"的，那么至晚当是战国中期的著作。

二、在公元前二世纪左右，无具体书名和作者名的"禁方书"，首先在齐国都城临菑与黄帝发生了关系。在若干被笼统称作"禁方"的单篇医学文献的基础上，经过齐国医者的汇辑，形成了"黄帝、扁鹊之脉书"。

三、公元前6年左右，侍医李柱国又在"黄帝、扁鹊之脉书"的基础上，校勘、整理出《黄帝内经》《黄帝外经》和《扁鹊内经》《扁鹊外经》等著作。

四、《黄帝内经》是一部以经络学说为主，并以阴阳五行学为理论基础，涉及诊断、治疗的医学理论性著作。它经历了一个由单篇到多篇，最后定为十八篇的发展变化过程。

五、虽然我国的医学文献代代有亡佚并代代有增益，但医学的精华部分始终未曾亡佚。所以关于现传古典医籍《灵枢》《素问》的成书年代不能简单地归于那个年代，应该系统地对待这个问题。

第三章 《灵枢》成书基础与沿革

《灵枢》有着丰富的内容。它全面论述了人体的生理、病理、诊断、治疗、摄生等问题，并详述了脏腑、精、气，神、血、津液的功能和病理变化。尤详于经络理论和针灸方法。全书八十一篇论文中，就有六十多篇是论述针灸经络的。本书奠定了针灸经络学说的发展基础。因此，研究《灵枢》成书的基础也只有先从针灸经络学说入手。

第一节 两部古灸经与《灵枢》

1973 年湖南长沙马王堆三号汉墓出土了十几种有关医学的竹、木简，帛书。其中有两本帛书分别被帛书整理小组定名为《足臂十一脉灸经》（以下简称《足臂》）《阴阳十一脉灸经》（以下简称《阴阳》）。

帛书《足臂》《阴阳》的内容很接近《灵枢·经脉》（以下简称《经脉》）。在编写体例上，《经脉》几乎是完全承袭《阴阳》和《足臂》，都先是关于脉名的记述，接着记述脉的循性路线。《经脉》关于经脉循行路线的记述，要比《足臂》《阴阳》详细而缜密。两部古灸经中脉与脉之间均没有彼此衔接，而《经脉》的各条经脉则依次衔接，形成了"如环无端、周而复始"的全身循环系统。《经脉》中脉的循行路线还分"直"、"支"来记述，《阴阳》中经脉的循行路线不分"直""支"，但是，在《足臂》的足太阴脉和足少阳脉的记述中却可以看到。《足臂》《阳阳》记述的脉只有十一条，比《经脉》少一条，缺手厥阴脉。《灵枢·阴阳系日月》一文的开始虽然提到十二经脉一称。但是，在论述每条经脉与干支配合时，全部却只有十一条经脉名称，同样是缺手厥阴脉。在《灵枢·本输》的开始也有"必通十二经络"的话，但其具体内容在分别论述每条脉的五俞穴时，却没有提到"手厥阴经"的脉名，全部只有十一个脉名。将《本输》和《经脉》各自经脉循行走向仔细核对后发现：《足臂》《阴阳》《本输》三文中，关于手少阴经循行走向的描述基本一致，但这条脉在《经脉》中被改名为手厥阴脉，并另加了一条脉，而将"手少阴心经"的脉名改用于这条新加的脉。这就是说，从表面文字看，《本输》缺手厥阴之经脉，而实质是《本输》无其名而有其实。在后世的针灸经络著作中，人们基本遗忘了《本输》的手少阴心经出中冲，溜劳宫，注大陵，入曲泽的观点，只知中冲、劳宫、大陵、曲泽为手厥阴的经穴。这些研究表明：十二经脉是由十一脉补充一条后形成的。以《经脉》为准，手厥阴的脉名的出现，较其余十一脉名为晚；手少阴经的起止循行路线的提出，较其余十一脉为晚。

《足臂》十一脉都呈向心性。《阴阳》有九条是向心性的，另二条则呈离心性。《经脉》中六条脉是向心性，六条离心性。《阴阳》有三条脉名肩脉、齿脉、耳脉。它们相当于《足臂》的臂太阳、手阳明、手少阳。《经脉》在记述了经脉循行过程之后，接着又讲病候"是动则病……"；病名"所生病者……"。这种格式，甚至在文字的细节上，多与《阴阳》一致。《足臂》则没有将各脉的病名、病候进行分类区别。《足臂》《阴阳》对于每条脉主病的治疗方法，只是单纯用灸法。《经脉》有灸法，还有针法和药物疗法。

从以上各点看，《经脉》似是在《足臂》《阴阳》的基础上，经过大量增补、改编而形成的。

《足臂》这篇文献描述的十一脉走向，完全呈向心性。这种学术观点，对《灵枢》的《本输》《经筋》《根结》《卫气》等四篇论文的部分内容，甚至全文的形成，可能有直接影响。

《灵枢·本输》："肺出于少商，少商者手大指端内侧也，为井木；溜于鱼际，鱼际者，手鱼也，为荥；注于太渊，太渊，鱼后一寸陷者中也，为输；行于经渠，经渠，寸口中也，动而不居，为经；入于尺泽，尺泽，肘中之动脉也，为合。手太阴经也。"井，《类经》注云："脉气由此而出，如井泉之发。"可见，《本输》认为手太阴脉之循行是起于手部。在描述了手太阴脉以后，《本输》又分别论述井、荥、输、经、合五输穴的形式，描述了另外十条脉的循行起止。文中关于经脉循行起止的描述完全同于《足臂》，即十一脉全部呈向心性，也是缺手厥阴脉名。

《根结》论述了足三阴、足三阳、手三阳共九条脉的根结问题。这些以经脉根源于四肢末端，归结于躯干的观点，不同于《阴阳》，也不同于《经脉》，只能说它是在《足臂》的学术思想影响下产生的。由于《根结》无有手三阴脉的论述，所以，无法知道，此时手厥阴脉是否已经出现。

《卫气》论述了十二条经脉的标本问题，认为十二经之本在四肢末梢，标在躯干。从字义可以看出，所谓经脉的标本，实质是说经脉的起止。经脉之所以出为本，经脉之末为《足臂》。《卫气》中手少阴脉，除了走向不同于《经脉》外，其线路与《经脉》一致。《足臂》的手少阴脉已经更名为手厥阴脉。

现在把《足臂》与《经筋》进行比较。《经筋》的编写体例与《足臂》完全相同，首先记述脉名，以及该脉的循行路线，接着就是病名和病候，最后是治法。《经筋》记述十二脉的循行走向全部呈向心性，叙述病名病候的格式也和《足臂》完全相同，没有《阴阳》《经脉》的病名、病候分类法。《经筋》各脉的书写次序，与《足臂》有部分相同，见表1：

表1 《足臂》与《经筋》比较

《足臂十一脉灸经》	《灵枢·经筋》
足太阳温（脉）	足太阳之筋
足少阳温	足少阳之筋
足阳明温	足阳明之筋
足少阴温	足太阴之筋

《足臂十一脉灸经》	《灵枢·经筋》
足太阴温	足少阴之筋
足厥阴温	足厥阴之筋
手太阴温	手太阳之筋
手少阴温	手少阳之筋
手太阳温	手阳明之筋
手少阳温	手太阴之筋
手阳明温	手心主之筋
	手少阴之筋

　　看表1，恐怕人们会立刻发现：《经筋》的经筋书写次序是在《足臂》经脉排列次序的基础上，重新调整后形成的。《足臂》将经脉按先足后手的排列方法排列，《经筋》完整地继承下来了。两文开始关于足三阳的顺序完全一致，但是三阴在《经筋》中有变化，《足臂》是少阴在前，太阴居中。《经筋》将太阴置于少阴之前，这和足太阳在前，少阳居中保持了格式上的统一性。《经筋》还调整了手三阴三阳的排列顺序，《足臂》是手二阴在手三阳之前，而《经筋》则按照《足臂》足脉的阳脉在前，阴脉在后的格式，把手三阳脉置于手三阴之前。这样手足各脉的阴阳顺序则有规律可循。《经筋》比《足臂》还多了手心主之脉，此脉在《足臂》和《阴阳》中被称作手少阴脉。《经筋》称手心主之筋而没有称手厥阴脉，而且这条筋的排列次序违背了太、少、厥的固有格式。这条新增加的筋本应放在手少阴筋之后，而《经筋》却置换了二者的位子。这只能说明：手心主之筋置于手少阴经的位置，或是传抄之误，或是后人根据《经脉》手厥阴和手少阴的排列次序窜改了《经筋》。也许是《经筋》的作者，或是《足臂》一文在后来的发展过程中，有人根据三阴三阳学说的观点，新增了手厥阴脉的脉名、循行路线和主病、治法。又唯恐

这条脉后出而不被信奉，于是采用了偷梁换柱的方法，把手少阴和厥阴之名进行互换，这种可能性最大。

根据《阴阳》《足臂》关于手少阴经古老的循行走向，以及其余各脉从未随便置换这种情况，我们可以考虑重新厘定手厥阴和手少阴的位置。应该将《经脉》《经筋》的手厥阴依然改为手少阴。只有这样，《九针十二原》《本输》等的学术名称，才能和《经脉》《经筋》一致。究竟怎样，当然要根据医疗实践的情况来定。

《经筋》中除手心主之筋说出了筋与脏的关系外，其余十一条筋依然和《足臂》相同，未和脏腑发生联系，说明《经筋》著作的时间很早。《管子·水地》说："水地，地之血气，如筋脉之流通。"这是非医学文献第一次将"筋"与"脉"相提并论，它从一个侧面说明，至少在西汉已经有学者将《足臂》的"温"字改为"筋"。《经筋》在此之前已经基本形成。请注意：《经筋》没有西汉初年兴起的"季夏说"，又无《灵枢》《素问》的"长夏说"，而是沿用了《吕氏春秋·十二月纪》四季中每季又分孟、仲、季的分类法。《经筋》不言手厥阴之筋，而说手心主之筋，并与孟冬相配，似又说明手心主的出现与十二月纪相关。手心主之筋不称手厥阴之筋，又一次说明手厥阴之名最后出现的。

综上所述，我们大概可以说，《足臂》这篇文献经过多次修订，增删形成了《经筋》，并被收入《灵枢》。从《足臂》的"温"改作"筋"并收入《灵枢》，我们可以测知，类似《阴阳》或张家山《脉书》的著作，和《足臂》曾同时被一些士人医家拥有，正如马王堆出土的情况一样。为了避免二者在经络学术上的相互矛盾和重复，一些士人医家根据解剖学对筋的认识，改《足臂》的"温"为"筋"，而《阴阳》则继续称"脉"。

现传《灵枢》中尚残留着《足臂》的少量文字，如《寒热病》"臂阳明有入顺遍齿者"，"足太阳有入顺遍齿者"，"臂太阴可汗出，足阳明可汗出"。"遍齿"，经络遍络于齿，说明

《足臂》的"温"，一方面有人把它改作"筋"；另一方面还有人把它看作脉，并继续发展充实它。因为《足臂》的"臂阳明脉"《经脉》是"三口"，《经筋》是"结于颅"，都无"遍齿"。又如《卫气》"腹气有街"，《足臂》有"腹街"，所以《卫气》的"腹气有街"当是源于《足臂》。再如《癫狂》的"癫疾"，出自《足臂》足太阳脉。其治法，《足臂》云"数癫疾，诸病此物者，皆灸太阳脉"，《癫狂》云"治癫疾者……灸穷骨二十壮"，又说"癫疾始作……候之足太阳"。《阴阳》无"癫疾"的病名。《经脉》仅见于足太阳脉。《足臂》还见于足阳明脉，《癫狂》在治癫疾时多次提出候足阳明脉。但《足臂》无"狂"症，却见于《经脉》。

《经脉》形成以后，一直被认为是一篇非常重要的文献。《经脉》的证候散见于《灵枢》的《邪气脏腑病形》《本神》《终始》《四时气》《五邪》《癫狂》《热病》《厥病》《本藏》《禁服》等篇。上列十一篇论文的内容，或多或少都是对《经脉》的某些证候的进一步叙述和阐发后形成的。

综上可见，《灵枢》所收论文之间有很大差别，有一种显而易见的继承和发展的关系。追溯十一脉的发展脉络，可以看《灵枢》的《经筋》《本输》《根结》《阴阳系日月》《杂病》《卫气》等论文形成的年代应在西汉；《经脉》又较《卫气行》《营气》《五十营》《脉度》《逆顺肥瘦》《动输》《营卫生会》《癫狂》等为早，出现的年代约在两汉之间；《卫气行》等写作的时代，应在东汉。

第二节　《脉法》与《灵枢》

马王堆出土古医佚书中，还有一本被称作《脉法》的著作。《脉法》一共十三行，约四百字左右。张家山出土的《脉书》也有《脉法》的内容。从《史记·扁鹊仓公列传》（下文简称《仓公传》）看，阳庆授予淳于意的著作中似也有《脉法》一书的内容，如《脉法》说："气殹（也）者，到下而害上，从煖而去清焉，听（圣）人寒头而煖足，治病者取有余而益不足殴（也）。气上而不下，则视有过之脉，当环而久之。病甚阳上于环二寸而益为一久。气一上一下，当胠与胕之脉而砭之。用砭启脉必如式。"而《仓公传》也有"济北王遣太医高期、王禹学，臣意教以经脉高下及奇络法，当论俞所居，及气当上下出入邪（正）逆顺，以宜镵石，定砭灸处，岁余"等完全雷同的论述。《脉法》的"当环而久之""上于环二寸而益为一久""当胠与胕之脉砭之"与《仓公传》所说"当治俞所居""以宜镵石，定砭灸处"等事实上是一回事。二者都提到了灸砭疗法中的候气说。《脉法》关于气郁致病的病理学观点，也见于《仓公传》。如《脉法》的"气也者，到下而害上""气上而不下""气一上一下"与《仓公传》"气当上下出入邪正逆顺"所言完全一致，只不过《仓公传》用了一个"逆"字，更简练而已。《灵枢·九针十二原》所谓"小针之要，易陈而难入，且守形，上守神、神乎神、客在门……迎之随之，以意和之，针道毕矣。"讲的就是针刺经脉的候气说。再如《灵枢·逆顺》所谓"余闻气有逆顺……所以候血气虚实有余不足"一段论述，以及《灵枢·官针》所谓"用针之理，必知形气之所在，左右上下，……上气不足，推而扬之，下气不足，积而从之，阴阳皆虚，大自当之，……针论毕矣。"这些论述似乎都与《脉法》关于灸、砭疗法的候气说有关。

　　《脉法》这篇文章对治病的总原则也进行了论述。《脉法》云"听（圣）人寒头而煖足，治病者取有余而益不足"这种思想贯穿着《灵枢》《素问》等古典医籍。如《灵枢·九针十二原》"凡用针者，虚则实之，满则泻之，苑陈则除之；邪胜则虚之。"《灵枢·经脉》"盛则泻之，虚则补之。"都是在《脉法》这种治疗总则指导下演绎出来的。

　　《脉法》："雍（痈）种（肿）有臘（脓），则称其小大而为之砭，砭有四害，臘（脓）深砭（砭）载（浅），谓上（之）不遝，一害；臘（脓）载（浅）而砭（砭）深，胃

（谓）之过，二害；膿（脓）大而晶（砭）小，谓之淺，淺者
恶不毕，三害；膿（脓）小而晶（砭）大，胃（谓）之晶
（砭）口，晶（砭）口者，不食（蚀）肉殹（也），四害。"
这就是说，针刺的深浅和砭石的大小，如果与脓的深浅、大小
不一致，就会生害。《脉法》的这种原则已被《灵枢》继承了
下来，如《官针》"疾浅针深、内伤良肉，皮肤为病多病深针
浅、病气不泻，支为大脓；病小针大，气泻太甚，疾必为害：
病大针小、气不得泻、亦复为败。"可见，《脉法》有关砭石
刺脓的论述，很可能就是《官针》的直接原型。

第三节　　"九宫八风盘"与《灵枢》

1977 年 7 月，在安徽阜阳县汉墓中发现西汉汝阴侯时期
的"九宫八风盘"一个。这个占盘分天地两盘。天盘是一个
九宫，盘上刻着："一君、中央为吏、三相、七将、九百姓。"
与《灵枢·九宫八风》（下文简称《九宫八风》）五占之名称
全同而次序稍异；地盘上的文字，除秋分仓果四十五日比
《九宫八风》的四十六日少一日外，其余完全一致。按《九宫
八风》所述日数相加为三百六十六日，而《灵枢·邪客》则
云"岁有三百六十五日"。《灵枢·岁露论》（下文简称《岁
露论》）与九宫八风盘上的文字也有相同之处，如"太一立于
叶蛰之宫"，"太一居天留之宫"，说明《岁露论》与九宫八风
盘亦不无有关。

阜阳双古堆西汉汝阴侯墓复出土的"太一九宫占盘"，说
明类似《九宫八风》的预防医学在西汉初年已经形成。现在
的问题是《九宫八风》的著作时代。顾颉刚认为，《灵枢》如
其出得早，就不会有《九宫八风》的"太一行宫了"（见
《古史辨·三皇考》）。又如尤伯坚认为，"第七七《九宫八
风》和第七九《岁露论》所讲太一行宫，这一说出于《易纬
乾凿度》，这两篇显然是东汉时代的文字"（见《黄帝内经概
论》）。"九宫八风盘"的出土，提供了无可辩驳的铁证，说明

"太一取其数以行九宫"的说法，最早不是出自《易纬乾凿度》。因此，顾颉刚、尤伯坚以为"太一行宫"之说论断《九宫八风》出自东汉的观点不攻自破，但这并不等于说《九宫八风》《岁露论》就是形成于西汉，相反，《岁露论》真正成文的年代当是在东汉以后。

公元前二世纪，我国人已知经道了月望（满月）之日可以看到十分壮观的海潮，如枚乘在《七发》中说："将以八月之望，与诸侯远方交游兄弟，并往观涛乎广陵之曲江。"但枚乘未讲到潮汐和月亮之间的因果关系。在这以前，我国的古代文献《山海经》已经提到了潮汐，该书认为潮汐是海鲵或海鲵出入巢穴所引起的（见《太平御览》）。真正提出月亮和潮汐之间的因果关系的，是我国东汉王充（公元27年—97年）。王充在《论衡·书虚》篇中说："涛之起也，随月盛衰、小大、满损不齐同。如子胥为涛，子胥之怒，以月为节也。"这说明在王充之前，曾有人认为潮汐的兴衰，是冤魂厉鬼引起的。公元三世纪杨泉在《物理论》中以月纯属水，进一步肯定了王充月亮与潮汐之间的关系，说潮汐的大小和月亮的盈亏相应。公元四世纪葛洪（公元284年—364年）对潮汐与月亮的关系也进行了论述，如《抱朴子》说："潮者，据朝来也；汐者，言夕至也。一月之中，天再东再西，故潮水再大再小也。"这些关于月亮和潮汐的关系，方始和《岁露论》有关文字相近，如《岁露论》说："故月满则海水西盛，人血气积，……至其月郭空，则海水东盛，人气血虚……"《灵枢》非天文学专著，因此《岁露论》所引用关于月亮和潮汐之间的因果关系来说明人体气血盛衰情况的观点，似只能产生于王充以后。

按现有文史资料，二十四节气的物候历的形成有先后之分。西周时期，古人通过观察首先确定了春分、夏至、秋分、冬至四个节气；战国时期，又观察和确定出立春、立冬、立夏、立秋四个节气（见《吕氏春秋》）。到了西汉初年，物候历日精，基本形成了二十四节气（见《淮南子·天文训》）。

《九宫八风》所用节气的名称，只是局限于最早形成的春分、夏至、秋分、冬至、立春、立夏、立秋、立冬等八个节气，而不见二十四节气中其他节气的名称，似说明《九宫八风》成文时，二十四节气中其他节气尚未确定。

又如果《九宫八风》"明日居仓果四十六日"的记载不误，那么，《九宫八风》成文的年代要早于"九宫八风盘"下葬的公元前173年。众所周知，我国古历法的岁实，最初是三百六十六日，后来才改为三百六十五日。

据此，《九宫八风》写作的年代很可能是在战国至西汉初年之间，似乎秦代的可能性更大。因秦时人们"以吏为师"，吏获得了前所未有的地位。《九宫八风》的太一五占之一就是吏，决非偶然。

第四节　非医学古籍与《灵枢》

《灵枢》中的一些论文在编写过程中，从先秦诸子和汉代著作中吸取了丰富的资料，有些论文的文字甚至是直接摘自有关著作，如《春秋繁露·人副天数》（下文简称《人副天数》）"人有小骨节三百六十六，天有三百六十六日；人有大骨节十二，天有十二月；人有五脏，天有五行；人有四肢，天有四时；人有哀乐，天有阴阳……"《灵枢·邪客》（下文简称《邪客》）："天有四时，人有四肢；天有五音，人有五脏；天有六律，人有六腑，天有冬夏，人有寒热；……岁有三百六十五日，人有三百六十节；……岁有十二月，人有十二节。"二者所论大致相同，句法也基本一样。《邪客》较《人副天数》的内容更丰富，因此《邪客》有可能是根据《人副天数》演绎而成的。

《周礼·医师章》说"五色眡其死生"，《仓公传》也说"五色诊病，知人死生"，《灵枢》则有《五色》一文，专讲五色诊病，判断死生。《灵枢·五阅五使》的内容与《五色》相同，可以互补，当属姐妹篇。这二篇论文是否即《仓公传》

的《五色诊》难做定论。《周礼》和《仓公传》都提到《五色诊》，可见这篇文献在当时备受重视，一般说来是不会亡佚的。《仓公传》说："臣意见其色，太阳色干，肾部上及界要以下者枯四分所。"《五色》："五色之见，各出其色部。"《五阅五使》和《五色》也是将面部按五脏六腑进行划分，并按五色察其浮沉。这些与《仓公传》的《五色诊》是一致的。

《仓公传》："脉发曰：年二十脉气当趋，年三十当疾步，年四十当安坐，年五十当安卧，年六十已上气当大董。"《脉法》的这段文字和《灵枢·天年》一文有明确的联系。《天年》基本是以《脉法》上段文字加以发展和调整后形成的。《脉法》有可能是《天年》的祖述蓝本，或二者同源，这是清清楚楚的。如《天年》："二十岁，血气始盛，肌肉方长，故好趋。三十岁，五脏大定，肌肉坚固，血脉盛满，故好步。四十岁，……故好坐……"

现存《列子》，是东晋张湛所辑录补注的《列子·周穆王》："阴气壮，故梦涉大水而恐惧。阳气壮，则梦涉大火而燔焫。阴阳俱壮，则梦生杀。其饱则梦与，甚饥则梦取。"《灵枢·淫邪发梦》有与此基本相同的内容，二者之间似有转抄和发展关系。

《子华子·执中》："子华子曰；天之精气，其大数常出三入一。其在人，呼则出也，吸则入也。"《灵枢·五味》有类同的论述"……故呼则出，吸则入。天地之精气，其大数常出三入一。"《子华子·北宫意向》也有一段文字和《灵枢·本神》类同。如《子华子》说："生之所自谓之精；两精相搏谓之神，随神往反谓之魂，并精出入谓之魄，所以格物谓之心，心有所忆谓之意，意之所存谓之志，志之所造谓之思，思而有所顾慕谓之虑，虑而有所抉择谓之智。"《灵枢》说："故生之来谓之精，两精相搏谓之神，随神往来者谓之魂，并精而出入者谓之魄，所以任物者谓之心，心有所忆谓之意，意之所存谓之志，因志而存变谓之思，因思而远慕谓之虑，因虑而处物谓之智。"《灵枢》除了提到与《子华子》相同的精、神、魂、魄、心、意、志、思、智、虑外，还增加了德、气、生，较《子华子》的文意明确、精炼。《灵枢》的"心主舌"，古医书所见，也见于《子华子》中。《子华子》还提到五行、五脏、五色、五窍的配属关系，与《灵枢》《素问》完全一致。《子华子》还说："血气和合，荣卫流畅，五脏成就，神气舍心，魄气毕具，然后成人。"又说："荣卫之行，无失厥常，六腑化谷，津液布阳。"这些都与《灵枢》《素问》关系密切。

　　总的看来，《灵枢》是一部汇聚性著作，是一部论文集。它主要收集针灸经络方面的论文，也兼收并蓄一些诊法、养生类论文。《灵枢》所收论文，可以肯定不是出自一时一人之手。早在春秋战国，晚的甚至有晋代的补充，以西汉论文居多。《灵枢·胀论》前文说"无问虚实，工在疾泻"，这显然是不同时代成文的内容被拼凑到一起的迹象。

第五节　《灵枢》之"实"的沿革

　　《灵枢·经脉》开头的文字是："雷公问于黄帝曰：'《禁脉》之言，凡刺之理，经脉为始，营其所行，制其度量，内次五脏，外别六腑。'"在《灵枢》一书中，雷公之名凡两见，一见于《经脉》，再见于《禁服》。"凡刺之理……外别六腑"一段文字，也见于《禁服》。《铜人》卷一：《禁脉》引作《禁服》。所以《经脉》所说的《禁脉》无疑是指《灵枢·禁服》。并可见《经脉》晚出而《禁服》在先。

　　《禁服》还有一段文字值得提一下："雷公问于黄帝曰：细子得受业，通于九针六十篇，旦暮勤服之，近者编绝，久者简垢，然尚讽诵弗置，未尽解于意矣。外揣言浑束为一，未知所谓也。"在《灵枢》中就有一篇论文，篇名叫《外揣》，里面偏也有"浑束为一"之说，足证《禁服》又系出自《外揣》之后。《外揣》说："余闻《九针》九篇，余亲授其调，颇得其意。"此处说《九针》九篇，《禁服》说《九针》六十篇，今《灵枢》是八十一篇。这似可表明，《灵枢》这部著作，经历了一个从九篇到六十篇，再到八十一篇这样一个发展过程。

《灵枢》的《九针十二原》《九针论》等涉及古九针内容的几篇文献，是否即是古《九针》，难做定论。不过这几篇文献，应是《灵枢》中最早的内容，这一点是无疑的。从《难经》所引"《经》言"的内容看，尽管现在我们还没有充分的证据，足以肯定《难经》所引"《经》言"的内容，是出自《九针十二原》《本输》《根结》《终始》《经脉》，但是我们可以肯定这几篇论文中的部分内容，是以古医经的内容为蓝本直接改编的，所以它们成书的时间应是很早的。

从《足臂》和《灵枢》一些论文的关系看，《九针十二原》《根结》《本输》《卫气》《经筋》《经别》，还有《经脉》十二经之别，所述经脉走向呈向心性的学术思想，都可能是在《足臂》的学术思想影响下成书的。这批论文成书的年代不会晚于西汉，非一时一人之手。除了《经脉》以外，没有足够的文字记载证明《阴阳》对《灵枢》其他论文的形成产生过影响。而《足臂》对《灵枢》许多论文产生过直接影响，况且它本身也被收进《灵枢》，成为一篇独立的论文。

《灵枢》的《营气》《卫气行》《五十营》《营卫生会》《脉度》等篇应是在《经脉》构成"周而复始"、"如环无端"的经络系统以后形成的。追溯到"十一脉"说的发展过程，我们可以发现《阴阳系日月》《根结》《本输》《杂病》等是先于《经脉》而形成的。

《灵枢》中有些论文似较原始、古朴，而另一些论文又很浅近。尽管我们认为它是一部汇聚性著作，但我们还认为不仅汇聚前的原始素材不是出自一时一人之手，而且这个汇聚工作也不是一时一人完成的。从《灵枢》的字里行间去分析，大约经历了一个从九篇到六十篇，再到八十一篇这样一个不断发展壮大的总过程。

第六节　《灵枢》之"名"的沿革

《灵枢》之名，汉、隋、唐《艺文志》《经籍志》都没有记载。其名最早见于唐王冰《重广补注黄帝内经素问序》，上面写着："《黄帝内经》十八卷，《素问》即其经之九卷也，兼《灵枢》九卷，乃其数焉。"因此，有人认为《灵枢》之名是出自王冰。而据王应麟《玉海》引《中兴馆阁书目》："《黄帝灵枢》九卷，黄帝、岐伯、雷公、少俞、伯高问答之语，隋杨上善序，凡八十一篇"一段记载，我们可以知道，《灵枢》之名的出现至晚是在隋朝。但《灵枢》之名究系出自何时何人之手，它最初又叫什么，其演变情况如何？下面略作探讨：

从现有文献的记载情况看，《灵枢》在东汉末年尚未有专名，而只是笼统称作《九卷》。如张仲景《伤寒杂病论序》云："撰用《素问》《九卷》《八十一难》《阴阳大论》，……上古有神农、黄帝、岐伯、伯高、雷公、少俞、少师、仲文"，此处"素问九卷"，有人断为一句，以为《素问》计九卷。殊不知《素问》和《九卷》实指两部书的书名。理由有三点：其一，《序》中所担古医圣名中的"伯高、少俞、少师"，不见于《素问》，以及现存古医籍和出土古医佚书，仅见于《灵枢》；其二，西晋王叔和《脉经》卷七《病不可刺证》云："大怒无刺，已刺无怒，新内无刺，已刺无内……无刺浑浑之脉。"此条下王叔和注云："出《九卷》。"而这段文字又见于今《灵枢》的《终始》和《逆顺》；其三，皇甫谧《黄帝三部针灸甲乙经·序》云："《素问》论病精微；《九卷》是原本经脉，其义深奥，不易览也。"今《灵枢》计论文八十一篇，而论述经脉的计六十余篇，况且又有专论《经脉》篇。《黄帝三部针灸甲乙经》（下文简称《甲乙经》）所引"《九卷》曰"文又见于《灵枢》，可证古《九卷》即今《灵枢》。

晋时，《九卷》被皇甫谧命名为《针经》，如《甲乙经·序》云："今有《针经》九卷，《素问》九卷，二九十八卷，即《内经》也。"此处"《针经》"，应是张仲景所说无名古医籍的第一个名。在《甲乙经》中皇甫谧所引《灵枢》文，仍称："《九卷》曰"，说明当时《针经》和《九卷》之名并存。宋林亿等《新校正》云："又《素问》外九卷，汉张仲景及西晋王叔和《脉经》只谓之《九卷》；皇甫士安（谧）名为《针经》。"《素问·调经论》"神气乃平"句下《新校正》云："详此注引'《针经》曰'与《三部九候论》两引之，在彼云《灵枢》，而此曰《针经》，则王氏之意，指《灵枢》为《针经》也。"这些说明所谓《九卷》《针经》《灵枢》应是同一部书的不同称谓而已。

由前文可知，《灵枢》在东汉无专名只称作《九卷》。在西晋或称《针经》，或称《九卷》。隋唐以后或称《针经》，或称《灵枢》。因此，《灵枢》之名似出于晋隋之间。我们认为《灵枢》之名系晋隋之间的道家所为。

东晋南北朝时，道士多善医学。如东晋著名道家葛洪，即著有道学经典《抱朴子》，又著有医学著作《玉函经》。葛洪的族孙葛巢甫在晋安帝时，附会所谓"灵宝"传说，炮制了道学著作《灵宝经》。《真诰叙录》说："葛巢甫造构《灵宝》，风行大教。"东晋末年，道士王灵期又造《素灵大有妙经》。至刘宋时，陆修静说："更加增修，立成轨仪，于是灵宝之教，大行于世。"业道而兼医者，业道不能不颂《灵宝经》《素灵大有妙经》。兼医又不能不读《素问》《九卷》。晋时虽然有人将《九卷》命名为《针经》，但亦称《九卷》。况且社会上《九卷》远不止一本。这就不能排除由《九卷》命名为《针经》的一种版本在当时流传，而无书名的《九卷》作为另一种版本在当时也有流传的可能性。也就是说在当时同一种书至少有两种版本在社会上流传。因此，业道而兼医的羽者也许是在无具体书名的《九卷》基础上，从《灵宝经》《素灵大有妙经》等书名中得到启示，将无具体书名的《九卷》

命名为《九墟》《九灵》，最后又确定为《灵枢》。

　　《旧唐书·经籍志》："黄帝九灵经十二卷，灵宝注。"《新唐书·艺文志》："灵宝注黄帝九灵经十二卷。"《通志·艺文略》："灵宝注黄帝内经十二卷。"《宋志》："黄帝九虚内经五卷。"《新校正》："今取《素问》《九墟灵枢》《太素经》……诸家缮书校对。"《中国医籍考》："《亡名氏灵应灵枢》《艺文志》九卷。"日本丹波元简说，"又，亿等校《素问》《甲乙经》等，所引《九虚》文，今并见《灵枢》中，则《九虚》亦是经之别本，非全帙也。要之，曰《灵枢》曰《九灵》曰《九墟》，并是黄冠所称，而《九卷》《针经》，其为旧名也。"凡此均可证《灵枢》之名与东晋南北朝道家有关。对此，丹波元简也有相同的看法，如《中国医籍考》说："林亿因谓王冰名《灵枢》，不可定。然今考道藏中有王枢、神枢、灵轴等之经，而收入是经。则《灵枢》之称，意出于羽流者欤。"

　　《中兴馆阁书目》说："《针经》以《九针十二原》为首，《灵枢》以《精气》为首，又间有详略。"由这一段记载，我们可以知道《针经》和《灵枢》虽是同一种书，但确有两种版本在社会上流传。由此，我们还可以知道这两部书在南宋时代都还在流传。据《新校正》，我们也可以了解到《针经》和《灵枢》这两种传世本都曾被唐王冰所见。因此，我们说《灵枢》是在无具体书名的《九卷》基础上经道家反复推敲后确定的，这一点并非毫无根据。

　　综上所述，《灵枢》书名的演变大致经历了两个过程。一，从《九卷》到《针经》，到《灵枢》。二，从《九卷》到《九虚》《九灵》，到《灵枢》，《灵枢》的书名似出自羽者之手。

第四章 《素问》的成书基础与沿革

第一节 马王堆医简与《素问》

1973 年，湖南长沙马王堆三号汉墓出土了一批医简，计二百支，四千余字。它包括《十问》《合阴阳方》《杂禁方》《天下至道谈》等四种医书。

医简《十问》在编写体例上，和《素问》完全相同，都是问答形式。《十问》首句云："黄帝问于天师曰：万勿（物）何得而行？草木何得而长？日月何得而明？天师曰：坠察天地之清，阴阳为正……"这与《素问》相类。如《上古天真论》云："昔在黄帝，生而神灵，弱而能言，幼而徇齐，长而敦敏，成而登天，乃问于天师曰……"这段话除个别字不同外，还见于《史记·五帝本纪》《大戴礼记·五帝德》。如《五帝本纪》："黄帝者，少典之子，姓公孙，名曰轩辕。生而神灵，弱而能语，幼而徇齐，长而敦敏，成而聪明。"就这段文字而论，无论如何也不能说《史记》《大戴礼记》是采自《素问》。因为对黄帝的叙述不是医学的事，而纯属文史问题。所以我们认为，《上古天真论》开头的一段文字，应是《十问》和《五帝本纪》，或《五帝德》结合的产物。

《十问》一些词句，与《素问》相同或近似。如《十问》有"百脉"一词，《素问》则见于《经脉别论》。《十问》有"春三月，食之苛疾不昌""夏三月，去火"等养生内容，《素问·四气调神》也有相似的季节养生学。《十问》有"母芳（妨）也，辟（譬）如鸣兽，奋卧奋起。"《四气调神》亦有："早卧早起，与鸡俱兴。"如此等等，不胜枚举。

《合阴阳方》《杂禁方》与《素问》没有内容和文字上的联系，但《天下至道谈》与《素问·阴阳应象大论》一些内容的形成，可能有直接关系。如《天下至道谈》说："气有八益，有七孙（损）。不能用八益去七孙（损），则行年四十而阴气自半也，五十而起居衰，六十而耳目不聪明，七十下枯上说（脱），阴气不用，课泣留出。令之复壮有道，去七孙（损）以抵其病，用八益以贰其气，是故老者复壮，壮不衰。"《素问·阴阳应象大论》说："岐伯曰：能知七损八益，则二者可调，不知用此，则早衰之节也。年四十，而阴气自半也，起居衰矣。年五十，体重，耳目不聪明矣。年六十，阴痿，气大衰，九窍不利，下虚上实，涕泣俱出矣。故曰：知之则强，不知则老，故同出而名异耳。"显然，《阴阳应象大论》上段文字，是在《天下至道谈》类似文字前加上"岐伯曰"，删去"则行年四十"的"则行"二字，又在"五十"、"六十"前各加"年"字，使前后文字格式一样，又加"体重"，改"下枯上说"为"下虚上实"后形成的。

第二节　经络学著作与《素问》

经络学著作在汉代流传很广，学术派别也很多。这些古经络学著作的内容不可能不反映到《素问》中去。从《素问》现存的内容来看，有些论文完全是基于古经络学著作。

《素问·脉解》（下文简称《脉解》）就是通过汇辑注解古经络学著作的病名、证候的释文组成的。《脉解》共集中了解释32条古经络病名、证候的条文。这些病名、证候，是出自哪篇古经络文献？我们不妨做些比较研究，以搞清它们的来龙去脉。《足臂》记载的病名、证候，只与《脉解》32条中的9条相类；而《阴阳》所反映的病名，则与《脉解》32条中的25条相类；《经脉》记载的病名，亦与《脉解》32条中的24条相类。可见，《脉解》所解的病名、证候，不是《经脉》就是《阴阳》的。

兹将《阴阳》《经脉》《脉解》三者所叙述的病名、证候有出入的条文列表如下（表2）：

表2 《脉解》《阴阳》《经脉》三者病名、证候比较

《脉解》	《阴阳》	《经脉》
偏虚为跛者	无	无
强上背者	无	无
耳鸣	耳鸣	无
狂癫疾	无	狂癫疾
浮为聋	耳聋	无
反侧	反侧	转侧
甚则跃	无	无
上喘为水	无	无
上走心为噫	上走心为噫	善噫
善怒	善怒	无
恶闻食臭	无	无
嗌干热中	嗌干热中	嗌干
面黑如地色	面黑如炱色	面黑如柴漆

这些说明,《脉解》所依经络学著作,不是《足臂》,也不是《经脉》。虽然和《阴阳》文字相近,但并非《阴阳》出土时的内容,而可能是类似《阴阳》内容的后继著作。

《脉解》所注解的病名、证候,都限于足三阴三阳,而未见手三阴三阳任何病名、证候。一年十二个月,在《脉解》只出现六个月的名称,另外六个月的名称不会没有,所以,我们可以认为,解释手三阴三阳的病名、证候的释文汇编已经亡佚。

《素问·热论》也是谈经络和疾病关系的论文。如《热论》说:"伤寒一日,巨阳受之,故头项痛腰脊强。二日阳明受之,阳明主肉,其脉侠鼻络于目,故身热目疼而鼻干,不得卧也。三日少阳受之……四日太阴受之……五日少阳受之……六日厥阴受之……""巨阳"即太阳。这一名称不见于《足臂》《经脉》，仅见于《阴阳》（所写为"钜阳脉"），似说明《热论》与《阴阳十一脉灸经》相关。

《素问·阴阳脉解》是一篇专门解释阴阳脉病候的文献。《阴阳脉解》解释了7条阴阳脉病候条文，其中6条《经脉》《阴阳》都有记载。不见于二文的1条是："或喘而死者，或喘而生者，何也？"此条可见于《脉解》阳明脉病条，资证《阴阳脉解》和《脉解》是同源异流的关系。

《素问·脏气法时论》说："肝病者，两胁下痛引少腹，令人善怒，虚则目䀮䀮无所见，耳无所闻，善恐如人将捕之，取其经厥阴与少阳。气逆则头痛耳聋不聪颊肿，取血者。"这段文字，除"两胁下痛引少腹"属足厥阴肝经病候外，其余则都不是。"善怒、目䀮䀮无所见，善恐如人将捕之"不见于《足臂》，但《阴阳》少阴脉病候有记载，《经脉》少阴病候可见，仅无"善怒"一症。后文的"头痛、耳聋不聪、颊肿"，不见于《足臂》足少阳脉。《经脉》足少阳脉仅载"头痛"一症，而《阴阳》的耳脉（即足少阳脉）病条，则"头痛、耳聋不聪、颊肿"四症俱见。因此，可以肯定地说，《脏气法时论》的"肝病者"一段文，是《阴阳》后继著作中足厥阴、足少阴、足少阳三脉病症的选辑。这段文字如不是错简，或传抄之误，只能说明《脏气法时论》与《素问》其他论文，不是出自一时一人之手。

《素问·诊要经络论》也提到了古经络学著作的经脉病候，如"惕惕如人将捕之"，"时欲怒"，"洒洒时寒"，"太阴终者……善噫善呕"，"厥阴终者、中热嗌干"，其中"欲怒"、"中热"二证，不见于《经脉》，而见于《阴阳》。

《素问·缪刺论》："邪客于足少阴之络，令人嗌痛不可内食，无故善怒，气上走贲上。"《阴阳》足少阴脉病证则有：嗌中痛，不欲食、善怒、上气；《经脉》足少阴脉病证亦有：善恐、不欲食、上气、嗌干及痛。《足臂》足少阴脉病证中，却不见《缪刺论》的上述各症。比较各条，《缪刺论》上文系源于《阴阳》。又《缪刺论》云："邪客于足太阴之络，令人

腰痛，引少腹控䏚，不可以仰息。"其中"足太阴之络"应是
"足厥阴之络"这误，因其下所述经脉证候，在《经脉》《阴
阳》中都是属于足厥阴脉。《缪刺论》还说："耳聋，刺手阳
明"，《经脉》手阳明无"耳聋"病证。

以上探讨说明，《脉解》《阳明脉解》《热论》《脏气法时
论》《诊要经络论》《缪刺论》等，都可能是在《阴阳》的另
一种经过充实、改编的传世文献的基础上成编的。

另外，古经络学的病名、证候的原始文字，还可见于
《素问》的《玉机真脏论》："其不及，则令人心悬如病饥。"
又如《厥论》："太阴之厥，则腹满䐜胀，后不利，不欲食，
食则呕，不得卧。"又说："盛则泻之，虚则补之，不盛不虚，
以经取之。"这些文字都可见于《经脉》，说明《玉机真脏论》
和《厥论》似出自《经脉》之后。

《素问》之文，看不到《足臂》的痕迹，主要是基于《阴
阳》的后继著作及《经脉》。《灵枢》一书的形成，却与《足
臂》分不开，除《经脉》是《阴阳》和《足臂》的结合外，
在《灵枢》中再见不到《阴阳》的影子，这是非常有意思的。
据此，我们可以得出这样一个推论：我国古老的经络学主要有
两种不同的代表作，一个是《足臂》，一个是《阴阳》。两者
都在各自独立地发展着，似以《阴阳》发展得更快，流传最
广，影响最大。后来，以《阴阳》为主派生的论文汇聚在一
起形成了《素问》；以《足臂》为主派生的论文汇聚在一起形
成了《灵枢》。

《经脉》是后起的经络文献，它综合了《足臂》《阴阳》
的内容，而被公认为非常重要的文献，并由此产生出许多论
文，被分别收进《灵枢》和《素问》中。《经脉》诞生后，
《足臂》《阴阳》便先后被淘汰。

第三节 《素问》引用的古代文献

《素问》中出现的古代医学文献与《素问》之间的关系，

已经有人做了一些研究。如任应秋在《＜黄帝内经＞研究十讲》中说："据两书现存的内容看来，他们从成书到修订的过程中，是采用了不少当时还存在的若干古代文献的，甚至可以说这些文献就是《黄帝内经》成书的基础，也可以说是《素问》成书的基础。"任氏的见解基本是正确的，《素问》成书时确实参考了一些古代文献的内容，甚至文字也有摘录。

《上经》之名，《素问》凡四见；《下经》之名，《素问》凡五见。《素问·病能论》说："《上经》者，言气之通天也；《下经》者，言病之变化也。"概述了《上经》《下经》的内容。

"《上经》者，言气之通天也"，任应秋说："今《素问》中《生气通天论》的内容，颇与之接近。"从仓公的《脉书·上下经》到《素问》成书前所见的《上经》《下经》，大约经历了一个相当长的发展过程，其间增入一些论述天人相应的观点也是完全可能的，况且《仓公传》也提到了相似的论点："别人之脉各名之，与天地相应，参合于人。"

"《下经》者，言病之变化也"，似是说《下经》是讲病理变化的。如果仅此一语，我们只好叹为观止。幸喜今日的《素问》还保了一些《下经》的原文，如《痿论》说："故《下经》曰：筋痿者，生于肝，使内也"；"肉痿者，得之湿地也"；"骨痿者，生于大热也"。关于筋、肉、骨等的病理学论述，最早见于《死候》。《死候》亦系专讲病理变化的著作，在《脉书》中又列在经络学内容之后。所以，我有理由这样认为，《素问》所说的《上经》《下经》，与《仓公传》的《脉书·上下经》有同为一书的可能性，其内容也相近，但《素问》的《上经》《下经》的内容，较《脉书·上下经》丰富得多。

《史记·仓公传》说："臣意避席拜谒，受其《脉书·上下经》《五色诊》《奇咳术》《揆度》《阴阳》《外变》《药论》《石神》《接阴阳》《禁书》。"仓公所述这些书名，有些至今还保留在《素问》的一些篇章中，如《玉版论要》："《五色》

《脉变》《揆度》《奇恒》，道在于一。"

《奇恒》，清人顾观光《素问校勘记》："奇恒，谓异于常也。疑《素问·奇病论》即《奇恒》书之仅存者。《史记》述仓公所授书，有《奇咳术》，疑《奇咳》即《奇恒》。""咳"，本字应是"侅"，《说文》："奇侅，非常也。"可见，"奇咳"与"奇恒"意同，所以《奇咳术》与《奇恒》有系同一书名的可能。《玉版论要》："奇恒者，言奇病也。"《病能论》又说："《奇恒》者，言奇病也。所谓奇者，使奇病不得以四时死也。恒者，得以四时死也。"从以上论述看，《奇恒》似为讲奇病的著作，但以《素问》的其他内容，以及《史记》的记载看，《奇恒》似是一部以讲脉诊为主的诊断学著作。如《疏五过论》云："善为脉者，必以比类《奇恒》，从容知之。"又如《病能论》："肺者脏之盖也，肺气盛则脉大，脉大则不得偃卧，论在《奇恒》《阴阳》中。"《方盛衰论》说："是以圣人持诊之道，先后阴阳而持之，《奇恒》之势乃六十首。"《玉版论要》又说："行《奇恒》之法，以太阴始，行所不胜曰逆，逆则死；行所胜曰从，从则活。"《玉机真脏论》也有一段病气自太阴始，行所胜与不胜的论述。最值得研究的是这段论述之后的一段经文："肾因传之心，心即复反传而行之肺，发寒热，法当三岁死。"非常令人兴奋，这段文意竟见于《仓公传》："其脉法《奇咳》言曰：'脏气相反者死'，切之，得肾反肺，法曰：'三岁死'也。"这些记述清楚地表明，《奇咳术》即《奇恒》，《奇恒》是以讲诊脉决断死生的古代医学文献。《奇咳术》在后来增入了一些讲奇病的内容，这一点正如《脉书·上下经》增入一些天人相应的内容一样。《素问》讲诊脉的论文，很可能是源于《奇恒》。

第四节 非医学古籍与《素问》

《素问》一书承袭了许多非医学古籍的语言、内容。诸如《左传·文公元年》："先王之正时，履端于始，举正于中，归馀于终。"《六节藏象论》则云:"立端于始,表正于中,推余于终,而天度毕矣。"《晏子春秋》:"临难而铸兵,噎而遂掘井。"《四气调神》:"譬犹渴而掘井,斗而铸锥。"《吕氏春秋》:"精气之来也,因轻而扬之,因走而行之,因美而良之。"这与《阴阳应象大论》中"故因其轻而扬之,因其重而减之,因其衰而彰之"语法结构相似。《六节藏象论》的"草生五色,五色之变,不可胜视;草生五味,五味之美,不可胜极"一段文字,仿自《孙子兵法》。如《势篇》说:"声不过五,五色之变,不可胜听也;色不过五,五色之变,不可胜观也,味不过五,五味之变,不可胜嗳也。"又《脏气法时论》"五谷为养"一段,似脱胎于《周礼》。

《仓公传》中所引述古医籍的语句,有些也见于《素问》,如《脉法》曰:"热病阴阳交者死。"《评热病论》:"有病温者,汗出辄复热,……病名阴阳交,交者死。"又如"《脉法》曰:脉长而弦,不得代四时者,其病主在肺,和即经主病,代则络脉有过。"这段文字不见于今《素问》,但唐张守节《正义》说:"《素问》:脉有不及,有太过,有经,有络,和即经主病,代则络脉有过。"《正义》成书于公元734年,比王冰注《素问》早28年,可见其当另有所本。

另外,《仓公传》有些医学词句未指明出处,而这些词句却见于《素问》。如"三阴俱搏者"一语见于《阴阳别论》。又如"故伤脾之色,望之杀然黄,察之如死者之兹。"《五脏生成》篇则有:"故色见青如草兹者死,黄如枳实者死。"

我们再来看看《淮南子》与《素问》之间在词语上的承袭关系。

《淮南子》:

"故头之圆也象天,足之方也象地。"

"天倾西北,故日月星辰移焉;地不满东南,故水潦尘埃归焉。"

《阴阳应象大论》:

"惟圣人上配天以养头,下象地以养足。"

"天不足西北，故西北方阴也……地不满东南，故东南方阳也。"

《淮南子》：

"故胆为云，肺为气，肝为风，肾为雨，脾为雷，以与天地相参也，而心为之主也。"

《阴阳应象大论》：

"天气通于肺，地气通于嗌，风气通于肝，雷气通于心，谷气通于脾，雨气通于肾。"

董仲舒的《举贤良对策》一段话也见于《素问》。如董氏说："善言天者，必有验于人；善言古者，必有验于今。"《举痛论》说："余闻善言天者，必有验于人；善言古者，必有合于今；善言人者，必有厌于己。"

据上可见，《素问》确实是采纳了许多非医古籍中的一些语言文字，以便丰富自己的内容。

第五节 《素问》之"实"的沿革

观存《素问》计分二十四卷，共有八十一篇论文。从现存《素问》的内容看，大致可分为三个部分：第一部，即除去王冰补入的运气七篇、《刺法论》和《本病论》二篇外的七十二篇论文。这些论文应是《素问》成书时的主要内容，所以我们所讨论的内容多涉及这一部分的论文，而未及运气七篇和《刺法论》等二篇；第二部分，即王冰补入的运气七篇，这些论文本不属《素问》，所以本文不拟探讨；第三部分，即北京刘温舒补入的《刺法论》和《本病论》。

《素问》有几篇论文提到古代文献《九针》的名称，如《三部九候论》云："余闻《九针》于夫子"，《八正神明论》云："三部九候为主原，《九针》之论不必存"，《离合真邪论》云："余闻《九针》九篇，夫子因而九三，九九八十一篇"，等等。"夫子"，在战国之前原是对各级军官的称呼。后来，由于从师的学风兴起，"夫子"开始作为对老师的尊称。

由此可以测知，《素问》主要是在一本名为《九针》的古代文献的基础上进行整理，并汇聚当时社会上流传的其他医学文献后形成的。《素问》似是某著名医生的手笔。它大约经历了一个从九篇到八十一篇这样一个发展总过程。

我国古代学者写文章，喜欢引经据典，往往以当时社会上公认的一些著作的条文，来论证、充实自己的见解，而且形成了一些固定格式，如在"故曰"后引原文，或在原文后加"此文谓也"，或"……者"。非常令人高兴的是，《离合真邪论》在叙述了"余闻九针九篇，夫子乃因而九之，九九八十一篇"之后，居然真的在《九针》的基础上派生新的论文。如："真气者，经气也，经气太虚，故曰其来不可逢，此之谓也。故曰候邪不审，大气已过，泻之则真气脱，脱则不复，邪气复至，而病益蓄，故曰其往不可追，此之谓也。不可挂以发者，待邪之至时，而发针泻矣。若先若后者，血气已尽，其病不下。故曰知其可取如发机，不知其取如扣锥。故曰知机道者不可挂以发，不知机者，扣之不发，此之谓也。"文中"故曰"之后，"此之谓也"之前的文字，肯定是出自某古医籍。从现有文献看，它们当是出自《九针十二原》。如《九针十二原》云："其来不可逢，其往可追。知机之道者，不可挂以发；不知机道，叩之不发。"无疑《离合真邪论》上述内容，是由对《九针十二原》的原本经文的释语组成的。

《素问》还有一篇文献，叫《针解》。这篇文献开首说："黄帝问曰：愿闻《九针》之解。"后有八句，内容见于《九针十二原》。如《九针十二原》说："为虚与实，若得若失。虚实之要，九针最妙。"《针解》说："为虚与实者，工勿失其法；若得若失者，离其法也。虚实之要，九针最妙者，为其各有所宜也。"所以《针解》也当系《九针十二原》经文的后继著作。

就《灵枢》本身而言，其中也不乏《九针十二原》的后继文献。如《小针解》："所谓易陈者，易言也。难入者，难著于人也。粗守形者，守刺法也。上守神者，守人之血气有余不足，可补泻也。"《九针十二原》云："小针之要，易陈而难入，粗守形，上守神。神乎神，客在门。"可见《小针解》所"解"的乃是《九针十二原》的原文。

这可清楚地表明，《九针十二原》应是一篇古老的文献，这篇文献应该属于《九针》的某一篇。也正是以《九针十二原》为蓝本，方始形成了《灵枢》的《小针解》和《素问》的《离合真邪论》《针解》篇。由此可见，"余闻九针九篇，夫子因而九之，九九八十一篇"之说，并非虚语。

古代文献《九针》原本九篇，这九篇论文被《灵枢》的汇辑者收入书中，其中之一形成了《九针十二原》。《灵枢》最初的汇辑者，一方面在《九针》的基础上演绎出一些论文，另一方面又收录一些当时社会上流传的古代文献的单行本，如《九宫八风》等，经过粗加工形成了一个六十篇本的《灵枢》。后来又有人受"黄钟之数"九九八十一的影响，又增进二十一篇。《九针》九篇，又为《素问》作者所见，他在此基础上，广征博引当时传世的一些医学文献，演绎出八十一篇本《素问》。由于《灵枢》《素问》成书时，一个是收集、整理，而另一个是参考了相同书籍的相同内容，所以两书在学术思想方面有许多相似之处。从这个角度讲，两书应是姐妹篇，《灵枢》为长，《素问》为次。

《九针》这部文献的内容究竟有哪些？已无法确切了解。但《九针十二原》的一些内容是源于《脉法》，则是无疑的。如果由此推而言之，那么《九针》这部文献，似是张家山《脉书》，或者是马王堆出土的《阴阳》《足臂》《脉法》《死候》的合集本的后继著作。如果这一推断是事实的话，那么《灵枢》《素问》成书、源流方面的疑点，都可迎刃而解。

《素问》形成以后，自然也经历了代代有亡佚，代代有补充这样一个发展过程，但其基本格局始终没变，不似《灵枢》历尽坎坷，几乎使人不识庐山真面目了。

第五章　五行脏腑学说的起源和形成

五行学说，是我国古代的一种哲学思想，它对中医基础理论的发展产生过深刻的影响，尤其是对中医脏腑学说的形成影响很深。中医的脏腑学说在中医学的理论中占有极其重要的地位。千百年来，这个学说一直有效地指导着中医各科的医疗实践。但是，我们还应该清楚地看到，中医五行脏腑学说是两千年一贯制，未能摆脱古老的朴素的五行方法的束缚。因此，要继承和发展中医学，就必须首先搞清楚中医学的五行脏腑学说，了解它的发生和变化。这对于正确认识中医的五行脏腑学说，尤其是对发展中医新的理论体系，有着十分重要的现实意义。

五行学说和脏腑学说，在早期各自经历了漫长的完全独立的发生和发展过程。二者在早期根本没有必然的联系。下面分别讨论。

第一节　五行学说的起源

我国田野考古的情况表明：五行学说的五方概念最早出现。在甲骨文中，殷人把商朝的领域称作"中商"，如卜辞中有这样的话："癸卯今日雨？其自西来雨？其自东来雨？其自北来雨？其自南来雨？"又如抗日战争时期长沙出土的战国缯书，也只有用五方配五色的情况，没有五行与之配属的概念。

在春秋时期，人们在日常生活实践中发现，世界上的一切东西都是由金、木、水、火、土五种物质构成。如宋国子罕说："天生五材，民并用之，废一不可。"（见《左传·襄公二十七年》）又如秦汉之际的伏生说："水火者，百姓之所饮食也；金木者，百姓之所兴作也；土者，万物之所资生也，是为人用。"（见《尚书大传》）显然，这些论述没有其他更深的意义。也就是说，在这个时期，金、木、水、火、土五者还是当作五种材料来加以认识的。

我国古人计数有一个显著的特点，即喜欢以五为单位。如一部《尚书》提到"五"字103处，其中提到天地人文的五事、五味、五行、五色、五采、五典等计37处。《国语·周语》说："天六地五，数之常也。"又如《左传·昭公元年》有"天之六气，降生五味，发为五色，徵为五声"。由此可见，当时社会上有一种普遍的认识，即地上的事物与"五"数有一种特殊的关系。《子华子》说："天地之大数，莫过乎五，莫中乎宫，五居中宫以制万品。""五"数演化出五行、五味、五色、五声等许多"五项"。在远古的时代，由于人的一只手只有五个指头，一只脚也只有五个趾头，这种显而易见却又神秘莫测的现象，约是古人以"五数"约成五行等五项的依据。五行，最初还与"谷"合称为"六府"。如《尚书·大禹谟》："德唯善政，政在养民，水、火、金、木、土、谷惟修。"又如《左传·文公七年》："六府、三事，谓之九功；水、火、金、木、土、谷，谓之六府；正德、利用、厚生，谓之三事。"六府损去谷，就是后来的五行。这些可以说明，五行学说的起源，与神秘的数字"五"有着密切的关系。

五行作为一种哲学的雏形，最早也是见于《尚书》，如《尚书·洪范》："一五行：一曰水，二曰火，三曰木，四曰金，五曰土。水曰润下，火曰炎上，木曰曲直，金曰从革，土爰稼穑。润下作成，炎上作苦，曲直作酸，从革作辛，稼穑作甘。"这段文字阐述了五行与五味之间的生化关系，即五行化生出五味。这是我国古代宇宙整体观的萌芽。《国语·郑语》："故先王以土与金、木、水、火杂以成百物，是以和五味调口。"《左传，昭公二十五年》有"生其六气，用其五行，气为五味，发为五色，徵为五声"的论述。他们都认为五味是由五行演化而生的，《管子·五行》篇却说："昔黄帝以其缓急作五声，以政五钟，……五声既调，然后作立五行，以正天时，五官以正人位。"这就是说齐国人认为是先有五声再演化出五钟、五行等。《洪范》关于五行产生五味的观点显然是通过人的味觉与外界五种不同物质的接触中得来的，是源于人们的日常生活实践，所以比《管子》关于五声演化五钟、五行的说法更为客观一些。也许这就是《洪范》的五行演化五味的观点被后代继承下来的根本原因。就五行派生五味来讲虽然合乎科学，但是五行中的金、木、水、火、土不一定就相对地产生五味的辛、酸、咸、苦、甘。

现在我们简单地归纳一下：五行学说的起源，首先与神秘的数字"五"有关。殷商至春秋，宇宙间的万物被古人五项化，产生了五方、五色、五味、五时、五行等概念。这样不足五项的就要加以增补，超过了五项的就要加以减损，如六牲省去马。此后，约在战国中期左右，古人认为宇宙万物之间，存在着一定的生化和类比配属关系。于是产生了五行演化五味，以及五声演化五钟、五行等两种不同的说法。这两种说法中无论哪一种说法，无疑都是古人试图将单一的五项与别的五项联系起来，以便说明宇宙万物的相互关系。

第二节　五行学说的形成

五行的配属

《尚书》虽然在《尧典》中提到五辰、五岳、五玉、五服、五刑，在《皋陶谟》中提到五采、五色、五声、五音等，但是一部《尚书》，除《洪范》有五行与五音的配属外，其余的各种五项都没有联系起来。郭沫若在《十批判书》中说：五行资料保存得最多的应当数《尚书》中的《洪范》《尧典》《皋陶谟》《禹贡》诸篇。这几篇都是战国时的儒者所依托，近来已为学术界所公认了，但依托者为谁则尚无成说。据我的看法，这人也就是思孟这一派的人。子思生于公元前483年，卒于公元前402年，孟子生于公元前372年，卒于公元前289年。可见，在战国初期五行学说尚处于萌芽阶段。

先秦著作，以及出土的汉前古医佚书有关医学五行学说方面的文字很少。马王堆出土的《阴阳脉死候》提到了"五死"；《五十二病方》提到了"五兵"。虽然仅为二句，但也可以看出它们的时代气息。"五死"、"五兵"单独出现，而未与其他的五项联系起来，说明《阴阳脉死候》《五十二病方》的写作年代当如《尚书》的写作时代相近，应在战国期间。

《管子》一书，在《幼官》中有关于五色与五味、五声、五数、五兵、五方的配属，它们的配属关系可归纳为一表（表3）。《幼官》中未提到金、木、水、火、土五行与以上五项的配属关系，而且它的五声中的"羽"、"徵"与其他五项的配属，也不同于《吕氏春秋》《淮南子》《礼记》《灵枢》《素问》。

表3　《管子·幼官》的五项配属

五色	味	声	数	兵	方
黄	甘	宫	五	矢	中
青	酸	角	八	矛	东
赤	苦	羽	七	戟	南
白	辛	商	九	剑	西
黑	咸	徵	六	盾	北

《管子》的《四时》篇中有五方与五时、五气、五行、五体的配属关系，可归纳为一表（表4）。虽然《四时》未提到心、肝、脾、肺、肾五脏与五行的配属，但是在《管子·水地》中有"曰五脏，酸主脾，咸主肺，辛主肾，苦主肝，甘主心。五脏已具，而后生肉。五肉已具，而后发为九窍，脾发为鼻，肝发为目，肾发为耳，肺发为窍。"《五行大义·三》引作"脾生骨、肾生筋、肺生革、心生肉、肝生爪发。"《太平御览·人事部》引作"脾生髓、肝生骨、肾生筋、肺生革、心生肉。"宋本《管子》"肺发为窍"下有"心发为舌"一句，而《五行大义》《太平御览》此句俱作"肺发为口，心发为下窍。"这些记载表明，在五行配属的影响下，齐国医家已

经把身体内的五脏、官窍，以及五体构造，与五行、五方、五时等相互配属起来。这也说明脏象学说的确立从一开始就受到五行学说的影响。《管子》一书中的五行内容，可综合为一表（表5）。

表4　《管子·四时》的五项配属

五方	时	气	德	体	日
东	春	风	木	骨	甲乙
南	夏	阳	火	气	丙丁
中央	（四时）	（缺）	土	皮肌肤	（缺）
西	秋	阴	金	爪甲	庚辛
北	冬	寒	水	血	壬癸

表5　《管子》全书的五项配属

五德	味	季	方	脏	体	窍	气	日	兵	声	数	色
木	酸	春	东	脾	骨	鼻	风	甲、乙	矛	角	八	青
火	苦	夏	南	肝	气	目	阳	丙、丁	戟	羽	七	赤
土	甘	四时	中央	心	皮肌肤	下窍	（缺）	（缺）	矢	宫	五	黄
金	辛	秋	西	肾	爪甲	耳	阴	庚、辛	剑	商	九	白
水	咸	冬	北	肺	血	口	寒	壬、癸	盾	徵	六	黑

　　这些配属与《灵枢》《素问》有许多地方不一致，有些名称也不相同。还可以明显地看到中央土的配属项目有明显的空缺，反映了它在五行配属中的格局最晚形成。

　　近代学者认为，现传《管子》一书并不是春秋管仲所作，而是一部从战国到汉初的齐国稷下学子的论文集。如郭沫若在《管子集校校毕后》中说："《管子》一书乃战国、秦汉文字总汇。秦汉之际诸家学说尤多汇集于此。例如：《明法》篇乃韩非后学所为，《水地》篇成于西楚霸王时，《侈廉》篇乃吕后称制时作品，《轻重》诸篇成于汉文景之世，皆确凿有据。"就以上五味主五脏，五脏生五体，发五窍而言，能够具体提出这方面的问题的，大约是齐国的医家，而不是稷下学宫中那些士人。或者说这些内容是从其他当时存在的医学著作中引进的。由于以上五行与五脏等的配属与《灵枢》《素问》的五行脏腑配属关系截然不同，所以基本可以断定其内容不是引自《灵枢》《素问》。据《史记·仓公传》可知，《管子》一书中有关五行与五脏等医学论述，也不是引自公乘阳庆授予仓公的那一些医书。《仓公传》虽然只有一鳞半爪，但"肾固主水"和"故伤脾之色也，望之杀然黄"二句足以说明淳于意所授医书与《灵枢》《素问》医书中五脏五行配属相类。贾公彦在《周礼·秋官大司寇》"以肺石达穷民"句下说"《阴阳疗疾法》'肺属南方火，火色赤，肺亦赤'。"说明古代的医家关于五脏与五行的配属远远不止《灵枢》《素问》一种，如加上《管子》这一种配属，至少有三种。为什么今天只留下一种？是医疗实践的结果，还是受社会人文思想影响？确有研究之必要。由于《管子》一书的内容渗入了汉初的论文，所以不能单纯视为战国文献。它所反映的五行学说也不可避免地混有西汉的成分。因此我们不得不另外寻找更可靠的依据。《吕氏春秋》系战国末年秦相吕不韦的门客们的集体创作，属杂家著作。它在《十二月纪》《应同》《荡兵》诸篇中系统地反映了战国末年的五行学说。其配属关系可汇为一表（见表4）。《吕氏春秋》"季夏纪"中虽然有"中央土"，却无"盛德在土"说，也无与季节的配属。《吕氏春秋》成书于公元前239年，它所反映的五行学说与《灵枢》《素问》不一致，况且五行与五时的搭配也未形成，所以可以认为类似《灵枢》《素问》的五行学说在战国末期以前尚未形成。

　　现在我们来看看西汉五行配属的情况。《淮南子》系淮南王刘安（公元前17年—前122年）"招致宾客方术之士数千人"集体编写的。这部书在《天文训》《坠形训》《时则训》之中，分别叙述并发展了从战国末年流传下来五行配属观点。

今将《天文训》《坠形训》《时则训》的五行配属关系分别归
纳为表6、表7、表8，以资比较。

表6　《吕氏春秋》的五项配屑

五季	日	帝	神	虫	音	数	昧	臭	祀	脏	色	谷	牲	德
春	甲乙	太皞	勾芒	鳞	角	八	酸	羴	户	脾	青	麦	羊	木
夏	丙丁	炎帝	祝融	羽	徵	七	苦	焦	灶	肺	赤	菽	鸡	火
	戊己	黄帝	后土	倮	宫	五	甘	香	中霤	心	黄	稷	牛	(土)
秋	庚辛	少皞	蓐收	毛	商	九	辛	腥	门	肝	白	麻	犬	金
冬	壬癸	颛顼	玄冥	介	羽	六	咸	朽	行	肾	黑	黍	猪	水

表7　《淮南子·天文训》的五项配属

五方	德	帝	佐	时	神	兽	音	日
东	木	太皞	勾芒	春	岁星	苍龙	角	甲乙
南	火	炎帝	未明	夏	荧惑	朱鸟	徵	丙丁
中央	土	黄帝	后土		镇星	黄龙	宫	戊己
西	金	少昊	蓐收	秋	太白	白虎	商	庚辛
北	水	颛顼	玄冥	冬	辰星	玄武	羽	壬癸

表8　《淮南子·坠形训》的五项配属

五方	窍	体	色	脏	谷
东	目	筋	苍	肝	麦
南	耳	血脉	赤	心	稻
西	鼻	皮革	白	肺	黍
北	阴	骨干	黑	肾	菽
中央	口	肉	黄	胃	禾

表9　《淮南子·时则训》的五项配属

五时	方	日	德	虫	音	数	味	臭	脏	色	谷	牲	兵
春	东	甲乙	木	鳞	角	八	酸	羶	脾	青	麦	羊	矛
夏	南	丙丁	火	羽	徵	七	苦	焦	肺	料	菽	鸡	戟
季夏	中央	戊己	土	蠃	宫	五	甘	香	心	黄	稷	牛	剑
秋	西	庚辛	金	毛	商	九	辛	腥	肝	白	麻	犬	戈
冬	北	壬癸	水	介	羽	六	咸	腐	肾	黑	黍	猪	锻

从上表可见，《天文训》并没有像《小戴礼记·月令》篇一样照抄《吕氏春秋·十二月纪》，而是继承中有发展。五神与五行的配属关系不见于其他文献，殆属《天文训》所创。此五"神"在《素问·金匮真言论》中叫五"岁星"，说明《金匮真言论》和《天文训》之间存在着一定的关系。

据表8、表9可知，《坠形训》和《时则训》保留了两种截然不同的五行与五脏的配属关系，而这两组关系在此后被称作古文《尚书》说和今文《尚书》说。值得注意的是，《坠形训》所提五方、五脏、五色、五体、五窍等配属，与《灵枢》《素问》相去不远，但《坠形训》未曾直接提到五行与五脏的配属，又五脏中缺脾，而代之以胃。为什么是胃不是脾，这个问题后文还会详述。另外，五时中的季夏说已经出现。

下面我们再来归纳一下西汉另一部著作，即《春秋繁露》的五行配属关系，见表10。

表10　《春秋繁露》的五行配属

五季	化	德	位	方	声
春	生	木	左	东	角
夏	长	火	前	南	徵
季夏	化	土	中央	中央	宫
秋	收	金	右	西	商
冬	藏	水	后	北	羽

　　《春秋繁露·五行对》有"土者，火之子也，五行莫贵于土，土之于四时，无所受命者，不与火分功名。"又《春秋繁露·五行之义》："土居中央为天之润。土者，天之股肱也。其德茂美，不可名以一时之事。故五行而四时者，土兼主也。"《春秋繁露》把木、火、金、水四行各居东、南、西、北一方，并各主春、夏、秋、冬一时之气，土则安排在中央，说是"天之股肱"，不专主一时，却可兼主四时。董仲舒这一思想，虽然见于《管子》，但显系西汉人窜入，因土不专主一时的思想，不见于《吕氏春秋》《淮南子》这两部兼收并蓄的杂家著作，大概系董氏所创。今《素问》中明显地渗透了这一思想，认为土不主一时，而兼主四时。如《素问·太阴阳明论》："脾者，土也，治中央，尝以四时长四脏，各以十八日寄治，不得独主时。"又如《素问·玉机真脏论》："帝曰：四时之序，逆从之变异也，然脾脉独何主？岐伯曰：脾脉者，土也，孤脏以灌四旁。"这些蛛丝马迹，至少可证《太阴阳明论》和《玉机真脏论》成文的年代要晚于《春秋繁露》。另外，《春秋繁露》关于生、长、化、收、藏和五行的配属散见于《灵枢》《素问》的论文中，而这一概念在西汉前的著作中又仅见于《春秋繁露》。

　　西汉末年有个著名的大学问家杨雄，对《易经》、天文、历法都有深刻的研究。他在公元前 6 年至公元前 2 年间写了《太玄》一书，这部书所反映的五行配属关系，和《吕氏春秋》《淮南子·时则训》一致。现归纳为表 11。

表11　《太玄》的五项配属

数	德	方	季	日	辰	声	色	味	臭	脏	侟	情性	帝	神	窍
八	木	东	春	甲乙	寅卯	角	青	酸	侟	脾	志	仁	太昊	勾芒	鼻
九	金	西	秋	庚辛	申酉	商	白	辛	腥	肝	魄	怒	少昊	蓐收	口
七	火	南	夏	丙丁	巳午	徵	赤	苦	焦	肺	魂	乐	炎帝	祝融	目
五	水	北	冬	壬癸	子亥	羽	黑	咸	朽	肾	精	悲	颛顼	玄冥	前阴耳
六	土	中央	四维	戊己	辰未戌丑	宫	黄	甘	劳	心	神	恐	黄帝	后土	后阴

据上表可知，杨雄提出了五侲的志、魂、魄、精、神与五脏的配属，又有情性的仁、怒、乐、悲、恐的配属。此前，尚未见任何有关五行学说的著作涉及以上两方面的配属。大概系杨雄所撰。如果说杨雄系采自《灵枢》《素问》，但《太玄》的五行与五脏的配属即不应与《灵枢》《素问》截然不同。又上表五脏的开窍，也与《灵枢》《素问》不同。在没有其他更早的资料证明五侲和情性与五脏的配属的出处情况下，我们只能暂时认为系杨雄所为。

《白虎通义》系东汉班固等编撰。这部书记录了东汉章帝建初四年（公元 79 年）白虎观中今、古文经学辩论的结果。由于白虎观辩论今文经派获胜，所以《白虎通义》是今文经学的综合体。这部书也谈到五行配属，现归纳为表 12。

表 12　《白虎通义》的五行配属

五行	方	味	臭	色	音	帝	神	脏	窍	义
木	东	酸	羶	青	角	太皞	勾芒	肝	目	仁
火	南	苦	焦	赤	徵	炎帝	祝融	心	耳	礼
金	西	辛	腥	白	商	少皞	蓐收	肺	鼻	义
土	中央	甘	香	黄	羽	颛顼	玄冥	脾	口	信
水	北	咸	朽	黑	宫	黄帝	后土	肾	双窍	智

最后我们再分别归纳一下《灵枢》《素问》五行配属的内容。《灵枢》五行配属散见于《顺气一日分为四时》《五味》《五音五味》《九针论》等篇。兹将上述《顺气一日分为四时》等四篇的五行配属，分别归纳，为下列四表，即：表 13、表 14、表 15、表 16。

表 13　《灵枢·顺气一日分为四时》的五行配属

脏	色	时	音	味	日
肝	青	春	角	酸	甲乙
心	赤	夏	徵	苦	丙丁
脾	黄	长夏	宫	甘	戊己
肺	白	秋	商	辛	庚辛
肾	黑	冬	羽	咸	壬癸

表14　《灵枢·五味》的五项配属

脏	谷	果	色	菜	畜	味
肝	麻	李	青	韭	犬	酸
心	麦	杏	赤	薤	羊	苦
脾	秔米	枣	黄	葵	牛	甘
肺	黄黍	桃	白	葱	鸡	苦
肾	大豆	栗	黑	藿	猪	咸

表15　《灵枢·五音五味》的五项配属

脏	音	谷	畜	果	经	色	味	时
心	徵	麦	羊	杏	手少阴	赤	苦	夏
肾	羽	大豆	猪	栗	足少阴	黑	咸	冬
脾	宫	稷	牛	枣	足太阴	黄	甘	季夏
肺	商	黍	鸡	桃	手太阴	白	辛	秋
肝	角	麻	犬	李	足厥阴	青	酸	春

表16　《灵枢·九针论》的五项配属

脏	气	味	并	恶	液	臧	主	走
心	噫	苦	喜	热	汗	神	脉	血
肺	咳	辛	悲	寒	涕	魄	皮	气
肝	语	酸	忧	风	泣	魂	筋	筋
脾	吞	甘	畏	湿	涎	意	肌	肉
肾	欠	咸	恐	燥	唾	精志	骨	骨

　　《素问》的五行配属散见于《金匮真言论》《阴阳应象大论》《宣明五气》，下面依次将其五行配属归纳为三表，即表17、表18、表19。

表17　《素问·金匮真言论》的五项配属

脏	方	行	味	体	窍	色	数	音	畜	谷	星	臭
肝	东	木	酸	筋	目	青	八	角	鸡	麦	岁星	臊
心	南	火	苦	脉	耳	赤	七	徵	羊	黍	荧惑	焦
脾	中央	土	甘	肉	口	黄	五	宫	牛	稷	镇星	香
肺	西	金	辛	皮毛	鼻	白	九	商	马	稻	太白	腥
肾	北	水	咸	骨	二阴	黑	六	羽	猪	豆	辰星	腐

表18　《素问·阴阳应象大论》的五项配属

脏	气	德	味	体	窍	色	音	志	声	方
肝	风	木	酸	筋	目	苍	角	怒	呼	东
心	热	火	苦	血	舌	赤	徵	喜	笑	南
脾	湿	土	甘	肉	口	黄	宫	思	歌	中央
肺	燥	金	辛	皮毛	鼻	白	商	忧	哭	西
肾	寒	水	咸	骨	耳	黑	羽	恐	呻	北

表19　《素问·宣明五气》的五项配属

脏	味	病	并	恶	液	走
心	苦	噫	喜	热	汗	咸
肺	辛	咳	悲	寒	涕	气
肝	酸	语	忧	风	泪	筋
脾	甘	吞	畏	湿	涎	肉
肾	咸	嚏	恐	燥	唾	苦

　　前面已将我国现存的自春秋、战国到东汉的主要古籍中反映五行配属的内容，进行了系统编排。从表3至表12是文史哲古籍中的五行配属。从表13至表19是《灵枢》《素问》的五行配属。现在再依次将表3至表12与表13至表19的五行配属，进行全面的对照分析。

　　表13至表16反映了《灵枢》的五行配属，在这四个表中，我们看不到五行与五脏的配属关系。表17至表19反映了《素问》的五行配属，可以清楚地看到五行与五脏的关系，为慎重起见，我们将二者分开讨论。

　　首先，我们来看表13至表16的五行配属与表3至表12相类内容的对比情况。

　　1. 表13至表16的五脏和五色、五味、五音、五时、五日的配属，与表3至表7，以及表9、表11完全不同，而与表17至表19，以及表8、表12基本相同。从表6、表7还可以看到，直到西汉初年，五时的"季夏"说尚未形成。但表15提到"季夏"，与表9、表10相同。除表15提到"季夏"外，

《灵枢》《素问》其他各篇的五时无"季夏"说，而称之为"长夏"。由于表3至表12无"长夏"说，因而"长夏"说似较晚出。

2. 表13至表16的五脏与五色的配属，与表8、表12相同，但表8的五谷配属又有不同，而且名称也不同。表12的五音配属也不同于表13至表16。

3. 表13至表15其他五类与五谷的配属，和表3至表12不同。就是表13、表15、表17之间也互有不同，说明它们不是同一个学术观点。《史记·仓公传》中，司马迁提到肺与黍的配属，这一配属见于表8、表14、表15，不见于表17，似可说明肺主黍的观点源于医书，形成较早。

4. 表13至表16的五畜与其他五类的配属，和表6、表9不同。表17则有马无犬。

5. 表13至表16的五果、五菜、五经、五气、五并、五恶、五液等，不见于表3至表12，但五脏见于表11。

6. 表13至表16看不到五行与五脏的配属，与表8、表9相同。如联系表15的季夏说，以及表14、表15的肺与黍的配属。我们有理由认为，《灵枢》一些论文成文的年代是在西汉。

下面我们再分析一下表17至表19的情况：

1. 表17、表18提到了五行的木、火、土、金、水与五脏的肝、心、脾、肺、肾的依次配属，但是这种五行、五脏的配属，却不见于表3至表11，而仅见于表12。表12的内容取之《白虎通义》，该书写成于公元79年，似说明归纳为表17、表18的《金匮真言论》《阴阳应象大论》的著作年代在该书之后。

2. 表17与表12的五脏、五窍的配属，完全相同。在表12之前，也有类似的五脏与五窍的配属，但肾是开窍于阴，不是二阴。表17还有五脏与五星的配属，此说不见于表12，也不见于表8，但见于表7。表18五色的苍色，同见于表8。表18的肾主耳，同见于表5。

3. 表17五脏与五臭的配属，不见于表3至表12，当系《素问》作者首创。另外，表18的五声不见于其前各表，又系其独创。

以上对比分析似能说明，《灵枢》《素问》的五行配属似是择表 12 前各表中之善者、需要者而重新归纳后形成的。《灵枢》《素问》作者并没有盲从，而是间有调整、创新，并提出了一些与医疗有关的配属，从而更丰富了古代五行的配属。如果从这方面看，表 17 至表 19 的五行配属似较晚出。一个最重要的问题是，《灵枢》《素问》重新归纳的依据是什么？是医疗实践的结果，还是社会人文思想影响的结果？现在看，二者兼而有之。

在前面的资料中可以清楚地看到，五行配属的诞生年代约在战国初期。到了战国末期，才逐渐趋于成熟，但还很不完善。它的代表作应是《吕氏春秋》的《十二月纪》。《十二月纪》第一次出现了和医学有关的五行与五脏的配属。《十二月纪》关于五行与五脏的配属关系，被称作"古《尚书》说"。如许慎《五经异义》说："今《尚书》欧阳说：'肝，木也，心，火也，脾，土也，肺，金也，肾，水也'。古《尚书》说：'脾，木也，肺，火也，心，土也，肝，金也，肾，水也'。"（转引自清·陈寿琪《五经异义疏证》）"古《尚书》说"所讲的五行与五脏配属的部位，是古人根据祭祀时宰杀动物（牲）向南的五脏实际部位排列的。唐人孔颖达在《礼记·月令》"祭先脾"下注云："所以春位当脾者，牲立南首，肺祭在前而当夏，肾最在后而当冬也……此等直据牲之五脏所在而当春夏秋冬之位耳。"从《仪礼》可知，古代祭祀宰杀动物时，将动物的背朝上，腹朝下，头向南。如果从上向下看，《十二月纪》所反映五行五方等与五脏的配属与解剖方位基本相符。

1973 年湖南长沙马王堆三号汉墓出土的帛书中，有汉文帝十二年（公元前 168 年）陪葬的三幅地图。这些图与现在地图不同处是以上为南，以下为北，左东，右西。这些图是西汉初年绘制的，应是秦汉时方位表示法。今以其方位，将"古《尚书》说"的五行配属表示如下：

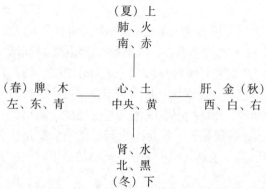

（夏）上
肺、火
南、赤
|

（春）脾、木 ──── 心、土 ──── 肝、金（秋）
左、东、青　　中央、黄　　　西、白、右
|
肾、水
北、黑
（冬）下

以上这种配属，开始是祭祀时解剖方位的影响。因为这一配属关系的出现，无论是在《十二月纪》，还是在《时则训》《礼记·月令》《太玄》《逸周书·月令解》《自虎通义·五祀》，都是与祭祀的内容联系在一起的。五行、五脏与五时的配属，是在《淮南子》以后才固定下来。那时，出现了"季夏"和土不专主一时而主四时两种说法。《灵枢》《素问》不仅同时保存了上述两种观点，而且还出现了两汉其他文献所未见的"长夏"说。《淮南子》《春秋繁露》两部书，又最早将一年360天分为五个七十二天，并分别配以五行。《素问·太阴阳明论》又显然有发展，如该篇云："脾者，土也。治中央，常以四时长四脏，各以十八日寄治，不得独主于时也。"从现存文献看，土主四季各十八日的概念，最早见于《白虎道义·五行》。该篇云："木王所以七十二日何，土王四季各十八日，合九十日为一时。"

《灵枢》《素问》所反映的五行与五脏的关系，属今文《尚书》欧阳说。欧阳，即欧阳生，又名和伯。其生卒年月已无法稽考，约和晁错（公元前200年—前154年）同时。汉文帝（公元前179年—前140年）时，欧阳生和晁错同时在秦国旧博士优生处学习《尚书》。后来，欧阳生成为西汉今文《尚书》"欧阳学"的开创者，并世传《尚书》。他的曾孙欧阳高，被立为博士。欧阳《尚书》一直被列为官学，置博士，教子弟生员。《汉书·艺文志》载有"《欧阳章句》三十一卷"和"《欧阳说义》二篇"的目录。陆德明《经典释文叙录》说："欧阳氏世传其业，至曾孙高，作《欧阳章句》，为欧阳氏学。"《隋书·经籍志》："伏生作《尚书传》四十一篇，以授同郡张生，张生授千乘欧阳生，欧阳生授同郡倪宽，宽授欧阳生之子，世世传之，至曾孙欧阳高，谓之《尚书》欧阳学"。由此可见，今文《尚书》欧阳学的形成年代是在西汉中晚期。依此可知，类似《灵枢》《素问》的五行与五脏的配属是在西汉中晚期以后才建立。

从现有文献记载的情况看。和《灵枢》《素问》五行与五脏的理论格局比较一致的，是西汉中期成书的《淮南子·坠形训》。该篇虽然有五方、五色、五脏、五体、五窍、五谷之间的类比配属，但没有提到五行。无独有偶，《管子·水地》也提到五脏、五味、五体、五窍的配属，没有提到五行。《灵枢》也是如此。因此，五脏、五体、五窍等配属关系，应是医家受五行配属的影响而总结归纳出来的。既然《淮南子·坠形训》《管子·水地》二篇取自医学的文献，却都没有五脏与五行的配属，只能说明西汉中期五行还没有被引进医学。

《淮南子·坠形训》是胃居中央，和黄色相配。此说与《灵枢》《素问》以脾居中央不同。《仓公传》也是以胃与黄色相配。可见，西汉时医学界多以胃为五脏之一，而不是脾。《阴阳十一脉灸经》（甲本）有"大（太）阴眽（脉），是胃眽（脉）殹（也），彼（被）胃"。当时胃在医学界是备受重视的，脾的地位远不如胃。由于祭祀用脾不用胃，后代医家大约是受其影响，再加之《吕氏春秋》等著作都是以脾为脏，而不以胃为脏。所以在编写《灵枢》《素问》时以脾为脏。由此可以测知，见于古籍的一些概念，并不都是医疗实践的结晶，有的是受社会人文思想影响产生的。因此，我们今天尚有一个重要的任务就是还其本来面目。况且从临床上看，胃在人体中所占的位置也远较脾重要，所以我们应将胃列入五脏，而将脾归于六腑。

我们说今文《尚书》欧阳说形成的年代是在西汉中晚期

这一点还可找到根据。如公元前一世纪左右成书的《春秋纬元命苞》说："目者肝之使，肝者木之精，苍龙之位也，鼻者肺之使，肺者金之精，制割立断；耳者心之候，心者火之精，上为张星；阴者肾之泻，肾者水之精，上为虚危；口者脾之门户，脾者土之精，上为北斗，主变化也。"（见《白虎通义·情性》）遍检东汉前现存古籍，关于今文《尚书》说，未见有比《春秋纬元命苞》更早的文献记载。

以上情况表明：在先秦，更确切地说是在战国末到西汉中期这段时间里，医家受当时社会流行的宇宙整体观中关于五行配属的影响，将解剖学所发现的脏腑、局部组织，以及人体外表的孔窍，按五类也进行了配属。此时尚未引进五行，五行内容的引进应是在此以后。

这里需要指出的是，古人关于五行与其他五项的联系，鉴于当时社会科学文化水平，不可能是建立在实验观察和精确计算的基础上，而只是通过对事物的粗浅观察，以及一些经验性的发现，再运用取类比象的归纳法建立的。现在看来，《灵枢》《素问》的五行配属系统，是基于解剖知识、医疗实践、整体观察、文献杂说，并在当时社会流行的哲学思想指导下，进行系统归纳的产物。在系统归纳过程中，不可避免地用臆想去补充缺少的事实，用纯粹的想象去填补现实的空白。尽管《灵枢》《素问》关于五行与五脏等配属关系中，有的是牵强附会，有些简直荒诞不经，但是古人关于人体内脏与体表、人体与自然万物之间存在着一定联系的观点却是正确的。

五行的生克

"五行相胜说"大约较"五行相生说"出现的早。如《墨子·经说下》有"五行无常胜，说在宜"之语，又说："火烁金，火多也；金靡炭，金多也。"《左传·哀公九年》有这样一段话："晋赵鞅卜救郑，遇水适火……史墨曰……水胜火，伐姜则可。"《公孙龙子》有"而白不胜也……是木贼金也。木贼金者碧，碧则非正举矣。"（贼，伤害。）杜国庠《论公孙龙子》说："'木贼金'云云，反映了当时五行相胜说已经流行。"依我之见，此当是"五行相侮说"的萌芽。

先秦、西汉的著作，以及出土的医书中，医学五行生克的论述很少，马王堆出土帛书《阴阳十一脉灸经》表述足阳明脉病候时说："病至则恶人与火，闻木音则惕然惊。"马王堆出土的竹木简医书《养生方》，在谈到饮食消化与睡眠的关系时提到"如火于金"。虽仅片言只语不足为凭，但似与"五行无常胜"说相近。

从现有文献的记载看，首先肯定五行相胜顺序的，应是和公孙龙子同时的齐人邹衍。如《史记·封禅书》说："邹子之徒，著终始五德之运。"邹衍所创立的"终始五德之运"的具体内容已无法查考，现仅少量残存在其他文献中，如刘歆的《七略》有"邹子终始五德，从所不胜，木德继之，金德继之，火德继之，水德继之"。（见左思《魏都赋》）邹衍将五行学和帝王的改朝换代结合起来，认为："凡帝王之将兴也，天必先见祥乎下民。黄帝曰：土气胜，故其色尚黄，其事则土。及禹时，天先见草木秋冬不杀，禹曰：木气胜，故其色尚青，其事则木；及汤时，天先见金刃生于水，汤曰：金气胜，故其色尚白，其事则金；及文王之时，天先见火，赤乌衔丹书集于周社，文王曰：火气胜，故其色尚赤，其事则火。代火者必将水，天且先见水气胜，水气胜，故其色尚黑，其事则水。"（见《吕氏春秋·应同》篇）邹衍的"五德终始说"，为秦始皇采纳，如《史记·封禅书》云："而齐人奏之，故始皇采用之。"秦始皇附会昔秦文公猎获黑龙是水德之瑞，于是改正朔，尚黑色夕以十月为岁首，改黄河为德水。到汉高祖平定天下，仓促之间，仍承秦制。从汉文帝时起，朝野一致认为，汉承秦水德之后，宜改为土德，尚黄色。公元前104年，即汉武帝太初元年，太史令司马迁等言，历纪坏废，宜改正朔，汉武帝诏倪宽等共议，宜用夏正。又诏司马迁等造太初历、以正月为首，色尚黄，数用五。

东汉光武中兴，更始以汉为火德，色尚赤。（见《后汉书·光武帝本纪》）汉光武建武四年（公元28年），班彪说：

"刘氏承尧之祚，尧据火德，而汉绍之，有赤帝之符。"（见《史纲评要·东汉纪》）

其实，东汉王朝以汉王朝为火德，绝非偶然，它有着一个长期孕育的历史。在西汉中期以后，围绕汉为土德还是火德，朝野之士争论颇多。如董仲舒就主张"汉为火德"，这一思想在其晚年的著作《春秋繁露》中有反映，如该书《五行顺逆》说："火者，夏、成长、本朝也。"又如《五行相胜》："本朝者，火也。"西汉末年的刘向亦主张"汉为火德"。如《汉书·郊祀志赞》："（刘向认为）神农、黄帝，下历三代，而汉得火焉。"《博物志》："汉魏共尊刘说。"

我们在这里讨论汉为土德还是火德的目的，是想弄清楚一个涉及五行与五脏的配属，亦即心与土还是与火配属的问题。战国伊始，古人就认为心在五脏中最重要，如《荀子·鲜蔽》："心者，形之君也，而神明之主也。"这段话也可能就是《灵枢》《素问》的心为君主之官，主神明观点的渊源。依据五德终始相胜更王说，汉武帝以汉为土德，作为君主之官的心自然与土相配属，其前又有《吕氏春秋》等著作中心与土配属的记载。这大约是各种东汉前著作，都以心与土相配属的一个根本原因。这种情况直到西汉末，东汉初才有了改变，出现了《春秋纬元命苞》《白虎通义》两部以心属火的著作。因此，以心属火，色尚赤等关系的形成，与东汉改土德为火德，有极重要的关系。由此可见，中医基础理论的形成并非是完全基于医学知识。

五行相生说，在先秦诸子的著作中找不到明确的记载，如《尚书·洪范》的五行排列顺序，以及《墨子·经说下》的五行排列顺序都不能用后来的相生、相克说加以解释。《吕氏春秋·十二月纪》《管子·四时》篇的五行先后顺序虽然可以用相生说解释，但缺乏确凿的证据。

五行相生和相克说真正见于文字的当是西汉，如《淮南子·天文训》："水生木，木生火，火生土，土生金，金生水。"又如《坠形训》："木胜土，土胜水，水胜火，火胜金，金胜木。"《春秋繁露》的《五行对》《五行相胜》等篇，有和《淮南子》完全相同的记载。

《灵枢》《素问》对古代五行相生、相克说的运用是非常广泛的。就《素问》而言，除王冰补入的"运气七篇"和刘温舒补入的《刺法》《本病》外，其余的七十二篇中就涉及八篇。《灵枢》《素问》关于五行相生、相克的理论，主要是吸取了董仲舒的"比（比：近也。见《广雅·释诂三上》）相生而间相胜"（见《春秋繁露·五行相生》）的机械论。如《灵枢·本神》说："心怵惕思虑伤神，神伤则恐惧自失，破䐃脱肉，毛悴色夭，死于冬。"又如《素问·玉机真脏论》："五脏受气于其所生，传之于其所胜，气舍于所生，死于其所不胜……肝受气于心，传之于脾，气舍于肾，至肺而死。"再如《素问·平人气象论》："肝见庚辛死，心见壬癸死……"但是《素问》在运用五行生克说来说明人体生理、病理的发生、变化时，并没有完全依照董仲舒的"比相生而间相胜"的机械论，偶尔也采用《墨子》的"五行无常胜，说在宜"的辩证论。如《素问·脏气法时论》："五行者，金木水火土也，更贵更贱，以知死生，而定五脏之气，间甚之时，死生之期也。"又说："病在肝，愈于夏；夏不愈，甚于秋；秋不死，持于冬，起于春……"

持，乃邪正相持，不进不退之意。又如《素问·玉机真脏论》："其卒发者，不必治于传，或其传化有不以次……"这些说明《素问》作者并未局限于"比相生而间相胜"的机械论，而是发展了五行生克理论。

第三节　脏腑学说的起源

中医脏腑学说的产生，主要是基于古老的解剖知识。古老的解剖知识的积累又主要来源于以下几方面：

一、有意识的解剖。如《史记·扁鹊仓公列传》："臣闻上古之时，医有俞跗……因五脏之输，乃割皮鲜肌，决脉结筋，搦髓脑，揲荒爪幕，湔浣肠胃，漱涤五脏。"又如《吕氏春秋·贵直论》说："（商纣王）截涉者胫而视其髓……剖孕妇而观其化，杀比干而视其心。"《史记·殷本纪》："纣怒曰：吾闻圣人心有七窍，剖比干观其心。"《汉书·王莽传》："翟义党王孙庆捕得……太医尚方与巧屠共刳剥之，量五脏，以竹筵引其脉，知所终始，云可以治病。"《灵枢·经水》篇："若夫七尺之士，皮肉在此，外可度量切循而得之，其死可解剖而视之。"

二、古人在进行祭祀祖先活动中通过宰杀动物，积累了大量的解剖知识。如《仪礼》记述了许多牲畜内脏和形体组织，还具体地介绍了一些切割方法。这些内容"以物之名加之人"就成了人体解剖知识了。另外，对残死尸体的观察和测量，以及对人体的观察是古人积累解剖知识的一个重要方面。

我国三国以前的古代解剖学大约经历了三个发展阶段。第一个阶段是殷商周时期，这个时期我国正处于奴隶社会。在奴隶社会，杀害或者解剖奴隶、战俘，是不足为怪的。从殷墟出土的甲骨文来看，早在公元前 1400 年左右，已有了耳、口、目、鼻等多种人体器官名称。《史记·殷本纪》《扁鹊传》以及《吕氏春秋·贵直论》记载的有关解剖人体组织的情况，就是出现在这一时期。第二阶段是春秋战国、秦和西汉时期。此时我国社会进入从奴隶社会向封建社会过渡的大转折时期，随着社会的变革，奴隶制的解体，自由民的出现，以及孔孟之学的人为贵和孝悌思想的约束，有意识地解剖人体的活动基本停止了。但在这个时期我国的解剖学活动并没有停止，而是出现了以解剖动物为主的实验解剖学。我国古代文献中关于脏腑的名、实、数的说法，在春秋战国时有多种多样的观点，直到战国末期才趋于统一，出现了五脏六腑说。第三个阶段是东汉。东汉时期，可以说是我国古代解剖学的黄金时代。如前面叙述的王莽时代（公元 9 年）有医生解剖战俘等。三国时期的陈寿在《三国志》一书中记述了华佗剖腹疗肠痈等外科成就。还有《白虎通义》所描述的一些脏腑的形状，应是王莽时期的解剖学成果。

《灵枢》《素问》中关于脏腑以及经脉、骨、肉、皮、血、筋等概念的产生，主要是源于古老的解剖知识。《灵枢》的《骨度》《肠度》《脉度》《肠胃》《平人绝谷》等篇中所载人体的脏腑位置、形状、大小、长短、轻重、坚脆、盛谷的多少，以及体表各部的解剖长度，经脉的解剖长度等，应是我国从春秋战国到汉代的古代解剖学的结晶。

第四节　脏腑学说的形成

中医脏腑学说的形成，目前公认应以《灵枢》《素问》的体系为标志。所以研究脏腑学说的形成应从《灵枢》《素问》有关脏腑内容的章节入手。

一、五脏六腑

《灵枢》《素问》有五脏六腑的概念，这一概念的形成约在战国末期。如《吕氏春秋·达郁》："凡人三百六十节，九窍，五脏六腑。"在此以前，关于脏腑的名实和数量的认识，经历了一个复杂的发展过程。如《周礼·医师章》有"参之以九脏之动"的"九脏说"。东汉郑士农注："正脏五，又有胃、膀胱、大肠、小肠。"《素问》保留了这种古老的九脏说，如《六节藏象论》："九野为九脏，故形脏四，神脏五。"《庄子·齐物论》有"六脏说"，《素问·五脏别论》有"以脑髓为脏"和"以肠胃为脏"的说法，《素问·灵兰秘典论》有"十二脏"说，《六节藏象论》还有"十一脏"等各种不同的说法。为什么会出现这种情况？从脏字言，脏，古作藏，藏于腹内也。所以藏于胸腹内的脏器一概可称为"脏"。后来人们注意到这些脏器有实体和空腔之别。如《五脏别论》："所谓五脏者，藏精气而不泻也，故满而不能实。六腑者，传化物而不藏，故实而不能满也。"

在五行配属的影响下，脏为五数确定较早。尽管古代医家有以胃为脏，但仍称五脏。六腑的确定却较五脏为晚。在六腑中胃、胆、大肠、小肠、膀胱似较早被确定，三焦则后出。如《韩诗外传》："何谓六腑？咽喉，量入之府；胃，五谷之府；大肠，转输之府；小肠，受盛之府；胆，积精之府；膀胱，津液之府也。"（见《太平御览·人文部》第四）这是以早被确定的五腑加上咽喉，合称为"六腑"。《素问·奇病论》有"夫肝者，中之将也，取决于胆，咽为之使。"这说明《素问》有时也将咽喉看作一腑，但在《灵枢》《素问》绝大多数篇章中，三焦被看作六腑之一。三焦最早见于《史记》，如《扁鹊传》云："别下于三焦、膀胱。"《白虎通义·情性》关于六腑的概念，与《灵枢》《素问》绝大多数篇章的六腑说相一致。如该篇云："六腑者何谓也？谓大肠、小肠、胃、膀胱、三焦、胆也。"

　　《灵枢》《素问》还将五脏与六腑互相进行配属，如《灵枢·本输》云："肺合大肠，大肠者，传道之府。心合小肠，小肠者，受盛之府。肝合胆，胆者，中精之府。脾合胃，胃者，五谷之府。肾合膀胱，膀胱者，津液之府也。少阳属肾，肾上连肺，故将两脏。三焦者，中渎之府，水道出焉，属膀胱，是孤之府也。"此处提到三焦但尚未提心包，说明心包又较三焦为晚出。在《灵枢》《素问》一些篇章中，多可见心包与三焦的配合。这些配合显然是受三阴三阳十二经脉思想影响的结果。从现有东汉前的其他古籍来看，五脏与六腑的配属关系最早见于《白虎通义》，其《情性》云："胃者，脾之府也。脾主禀气，胃者，谷之委也，故脾禀气。膀胱者，肾之府也。肾者主泻，膀胱常能有热，故先决难也。三焦者，包络府也。水谷之道路，气之所终始也。故上焦若窍，中焦若编，下焦若渎。胆者，肝之府也。肝者，木之精也，木之为言牧也，人怒无不色青目脉张者，是其效也。小肠，大肠，心肺府也，主礼义，礼义者有分理，肠之大小相承受也。肠为心肺主，心为皮体主，故为两府也。"《白虎通义》的上述内容，很可能是从医学的论说中吸取的。如果寻根究底的话，它们显然是集《灵枢》《素问》《难经》三书之大成。如上述引文中的"水谷之道路，气之所终始也"不见于《灵枢》，亦不见于《素问》，偏偏一字不差地见于《难经》的《三十一难》，连语句顺序也完全一致。"上焦若窍，中焦若编，下焦若渎"不见于《难经》，也不见于《素问》，却见于《灵枢·营卫生会》，不过《灵枢·营卫生会》是"上焦如雾，中焦如沤，下焦如渎。"若从二者的词义粗精言，《情性》的"窍"、"编"要较《灵枢·营卫生会》的"雾"、"沤"粗浅而义不确。

二、五脏与九窍

最早提出五脏与九窍配属关系的，应是《管子》。在《水地》篇里，齐国稷下学者认为，脾开窍于鼻，肝开窍于目，心发为下窍，肾开窍于耳，肺开窍于口。《淮南子·坠形训》认为，肝开窍于目，心开窍于耳，肺开窍于鼻，肾开窍于阴，胃开窍于口（无脾）。《淮南子·精神训》说："五脏乃形，是故肺主目，肾主鼻，胆主口，肝主耳，外为表而内为里，开闭张合各有经纪。"明确提出了五脏与官窍之间的表里关系。这里又将胆归入五脏之中，说明西汉时关于五脏的内容，还有不同的说法。公元前6年成书的《太玄》认为，脾开窍于鼻，肝开窍于口，肺开窍于目，肾开窍于前阴和耳，心开窍于后阴。这又是一家之言。《白虎通义》引《春秋纬元命苞》说："肝开窍于目，肺开窍于鼻，心开窍于耳，肾开窍于阴，脾开窍于口"。《春秋纬元命苞》所言与《坠形训》基本一致，只是将胃改作脾。《白虎通义·情性》认为：肝开窍于目，肺开窍于鼻，心开窍于耳，肾开窍于双窍（前、后阴），脾开窍于口。《白虎通义》还提到另外二种当时社会流传的五脏与官窍的配属，如《情性》说："或曰：口者，心之候。耳者，肾之候。或曰：肝系于目，肺系于鼻，心系于口，脾系于舌，肾系于耳。"

现在我们再看看《灵枢》《素问》五脏与官窍的配属。《灵枢》的《脉度》《五阅五使》，以及《素问·阴阳应象大论》都认为，肺开窍于鼻，心开窍于舌，脾开窍于口，肾开窍于耳，肝开窍于目。《难经·三十七难》也有与此类同的五脏与官窍的配属。《素问·金匮真言论》则认为，肝开窍于目，心开窍于耳，脾开窍于口，肺开窍于鼻，肾开窍于二阴。

由上可见，《素问·金匮真言论》的配属关系，与《白虎通义·情性》的记载完全一致，说明二者无疑存在着继承或同源的关系。这种脏窍配属发展的脉络清晰可见，它首见于《坠形训》，再见于《春秋纬元命苞》，后见于《情性》，似是医家的主流派。《灵枢》的《脉度》《五阅五使》和《素问》的《阴阳应象大论》中，脏、窍的配属完全一致，都认为"心开窍于舌"，而这一点不见于《白虎通义》以前的著作。在现存古籍中可见于《子华子》，该书云："心也，五六之主也……其窍上通于舌。"五脏与官窍的配属也经历了一个长期的众说纷纭的发展过程。从解剖和医疗的角度看，《灵枢》《素问》关于脏、窍的配属，较其他各家更为合理。无疑《灵枢》《素问》的脏、窍配属，是运用医学对诸说进行验证、修改的结果。

三、五脏与五体

在先秦两又的古籍和出土古医佚书中最早提到五体的是马王堆三号汉墓出土的古医佚书《阴阳脉死候》（以下简称《阴阳脉》）《阴阳脉》只有四行，一百余字。《阴阳脉》在论述三阴脉病时提到"□□五死"，"五死"，以及论篇中的五体出现，绝非偶然。它应是受当时社会人文思想影响的结果。由于《阴阳脉》的五死未与五行等其他五项联系起来，所以《阴阳脉》的写作年代，可与《尚书·洪范》的写作年代相提并论。

《阴阳脉》中关于五死的一段论述只有四十八字，而这四十八字除"傅而不流"和"骨先死"前残缺的四字外，其余皆见于《灵枢·经脉》，并发展为"手太阴气绝……夕占旦死"（下面简称"气绝"）长达三百五十四字的一段要论。"气绝"作者运用中医的气、脉学理论，给《阴阳脉》那一段对现象的描述披上了合法的外衣，还运用五脏、五行生克及天干等学说使之系统化。

"气绝"继承了《阴阳脉》关于人体某一部分或器官出现

病态，即提示与人体某一组织有关这种由此知彼，由表知里的
诊断大法。《灵枢》《素问》的其他论文，也继承了《阴阳
脉》、"气绝"以躯体可见组织——骨、肉、血、筋、（皮毛）
气为轴心的内外联系的思想。同样认为这个躯体组织在人体表
面的某处有一个特殊的"外候"，据外候的变化可以测知体内
相应组织的变化。例如《阴阳脉》和《灵枢》《素问》所收
论文，都认为"唇"与"肌肉"之间存在着必然的内在联系，
所以据"唇"的变化可以测知人体内"肉"的情况。又如
《阴阳脉》《灵枢》《素问》三者都认为，人的生殖器与人体
的"筋"之间存在着必然的内在联系，但《阴阳脉》、"气
绝"以"舌"、"卵"的病态候人体的"筋"，而《素问》则
代之以"前阴"，如《厥论》云："前阴者，宗筋之所聚也"。

　　"气绝"，以及《灵枢》《素问》所收其他论文，并未完
全停留在继承的水平上，对一些地方也有所发展，如以面部的
色泽候人体血的变化，即是对《阴阳脉》的"气先死"与
"面黑"关系的发展。《素问》也从生理、病理的角度，继承、
发展了这一概念，如《素问·六节藏象论》："心者，生之本，
其华在面，其充在血脉"。"气绝"中也以"皮、毛、爪"的
病态，候人体"气"的变化。此不见于《阴阳脉》，当系"气
绝"作者所为。

　　在"气绝"里，《阴阳脉》的肉、骨、气、血、筋五者的
排列次序也发生了变化，被增改为气（皮毛）、血（脉）、
（肌）肉、骨（髓）、筋。这五者又分别配属以"脏"，如以
气属肺、以血属心、以肉属脾、以骨属肾、以筋属肝；并与五
行生克及天干相结合，如"气绝"说："手太阴气绝，则皮毛
焦……毛折者，则气先死，丙笃丁死，火胜金也"。《素问》
在"气绝"的基础上，又配以四时、阴阳，如《素问·六节
藏象论》说："肺者，气之本，魄之处也；其华在毛，其充在
皮，为阳中之太阴，通乎秋气。""气绝"在把《阴阳脉》的
骨、肉、气、血、筋分别配属五脏、五行以后，就形成了一个
模式，这个模式可以分为五组：

①肺——气——皮、毛、爪——金
②心——血——面——火
③脾——肉——唇、人中——土
④肾——骨——齿、发——水
⑤肝——筋——舌、卵——木

　　这五组关系，实质是中医脏象学说的核心。因此，了解这五组关系的起源和形成，也就基本上搞清楚了脏象学说的来龙去脉。从现有资料看，"气绝"的"脾——肉——唇、人中——土"等五组关系，应是在《阴阳脉》的"肉——唇、人盈"等五组关系的基础上，整理、归纳、演绎后产生的。虽然《阴阳脉》的"肉——唇、人盈"的模式受了五数的约束，但它们无疑是古代医家在长期的临床实践中摸索出来的。另一方面，五脏和五行与之配属，虽然也与古代解剖知识、医疗实践相关，但比《阴阳脉》更多地带有古代五行学的色彩。

　　从现有文献的记载看，五体与五脏的配属应是西汉初年的事。如《管子·四时》篇曾提到五行与五体的配属，但没有配以五脏。而《管子·水地》篇虽然有五脏与五体的配属，却没有提到五行。《淮南子·坠形训》也是只有五脏与五体的配属，没有涉五行。

　　《管子·四时》篇的五体是：骨、气、皮、肌肤、爪甲、血；《淮南子·坠形训》的五体是：筋、血脉、骨干、皮革、肉；《阴阳脉》的五体是：肉、骨、气、血、筋（今人补）。这些表明，《管子》《淮南子》的作者可能见过《阴阳脉》一类的文献。因为二者都是以五体为依托，或五行、天干化，或五脏化。总之，中医脏象学说应是以《阴阳脉》为基础，再五行化、天干化，或五脏化，最后五脏、五行并天干、阴阳化后形成的。

　　《阴阳脉》"气先死"条中的"目睘视裹"的描述，在"气绝"中没有被完全淘汰，只是被改头换面罢了。"气绝"说："五阴气俱绝，则目系转；转则目运；目运者，志先死；志先死，则远一日半矣"。在《素问·诊要经终论》中，此语被改为："少阳终者，耳聋，百节皆纵，目睘绝系。绝系，一日半死"。《灵枢·终始》亦基本与此相同。尽管三者对"自睘视袤"的描述，都是从经脉的角度进行说理，但"气绝"却与《素问·诊要经终论》《灵枢·终始》不同。一作"五阴气俱绝"，一作"少阳终"，说明它们不是出自一人之手。而"气绝"又较后二者为早，因为"气绝"所说的"五阴六阳"相加是十一脉，也是缺一阴脉，与出土的两部古灸经一致。说明"气绝"成文时，经络学说尚处于十一脉时期。

《阴阳脉》关于血、气、骨、筋、肉等五组关系，在"气绝"之后，还散见于《灵枢》的《寒热病》《热病》《本藏》和《九针论》。散见于《素问》的《六节藏象论》《宣明五气论》《五脏生成》《阴阳应象大论》《金匮真言论》《痿论》诸篇中。

根据以上的初步探讨，我们可对《阴阳脉》与《灵枢》《素问》所收论文的相互关系和来龙去脉，以及这些论文的年代层次，脏象理论的发展过程等问题，提出下列看法：

1. 马王堆出土的《阴阳脉》，或与它相类的文献，如张家山出土《脉书》等，是"气绝"的直系文本。

2. 《阴阳脉》中"□□五死"一段论述，写作年代当在战国。"气绝"约写成于西汉中期以后。《管子·四时》和《淮南子·坠形训》中与"气绝"相类的内容，应是《阴阳脉》和"气绝"之间中医脏象理论发展的产物。《灵枢》的《本藏》和《素问》的《六节藏象论》等，应是"气绝"后的发展结果。

3. 从《阴阳脉》可知，中医脏象理论源于医疗实践，源于古代医家对病理现象的认识。从《阴阳脉》到"气绝"，到《本藏》，再到《六节藏象论》等论文，我们可以清楚地看到，中医脏象理论大致经历了从病理反应推导生理特点这样一个发展过程。在没有更早的文字记载足以证明中医脏象理论的发生和形成的情况下，我们完全有理由把《阴阳脉》这篇古代文献，看作中医脏象理论的策源地。看作今文《尚书》说的策源地。

4.《阴阳脉》建立的"筋——舌、卵"等模式，无疑符合人体内部与外部之间存在着必然联系这一科学的概念。但人体内部与外部之间的联系，是否与《阴阳脉》所建立的"肉——唇、人盈"等五组模式一致？当今中医的脏象研究，首先要运用现代科学技术，弄清楚脾——肉——唇等五组关系的可靠程度，根据科研的成果，重新调整或构绘中医脏象模式。由于《阴阳脉》是中医脏象理论的奠基石，所以脏象研究有必要从《阴阳脉》入手。另一方面，我们已经知道，《阴阳藏》的血、气、骨、肉、筋五体，是受当时宇宙整体五数观的影响形成的。那么我们今天的脏象研究就不能再局限于五项，而应该对人体内脏与体表的关系，进行全面的探讨。

最后，我们以五脏为核心，对中医脏腑问题进行系统的讨论。

1. 心　卜辞中已有"心"字，作"❤"，即心脏切面的象形。《说文》："心、人心，土脏也，在身之中，象形。博士说以为火脏。"从前文叙述可以了解到，心是在战国中晚期才和土相配属，直到东汉末年还有以心属土的余绪。在西汉中期虽然有心与赤色、南方配属的说法，但没有与火相配属。到了西汉晚期，有文字可考的，是公元前一世纪左右的《春秋纬元命苞》，如云："心者，火之精，上为张星。"《白虎通义·情性》也说："心，火之精也……放心象火，色赤而锐……故心下锐也。"说明当时人们确曾解剖过心脏。

通过宰杀动物到解剖人体，以及对活体的观察，古代医家首先了解到心脏与人体的血脉相连，而血液是赤色的，在五行中赤色应与火相配属，这就形成了心属火，色尚赤的观点。还有一个值得注意的，古人认为，心在五脏中最为尊贵。正如前面讲的，西汉末、东汉初，朝野又兴起了汉为火德的说法，而且被东汉的统治者正式采纳。由于以上原因，促成了心属火，色尚赤的概念。

《素问·痿论》："心主身之血脏"，《素问·五脏生成》

篇："心之合脉也"，"诸血者，皆属于心"，明确指出了心和血管的关系，这些认识是从解剖结构上明确的。由于这些认识是源于对死尸的解剖，所以在谈到血液循环的起点时就不免陷入混乱。

首先古代的粗浅的解剖技术，使古人认识到心与血管关系密切，但心与血管之间，究竟是个什么关系，却不知所以然，于是只能凭解剖所见笼统地提出"心主血脉"，"心之合脉也"等概念。其次古人在解剖中还发现，心与肺脏的血管相连，它们之间的关系如何，又不知究竟。这一解剖结构，却使古人产生了"肺朝百脉"（见《素问·经脉别论》）的论点。联系到肺与气管的解剖位置，鼻与气管、呼吸的关系，肺主气、司呼吸的理论，再加上当时社会上流行的潮汐呼吸说等因素，对"肺朝百脉"之说是不难理解的。可能正是上述各种因素，促成了肺是气血循环的起点的概念，出现了"人一呼，脉再动，气行三寸，一吸，脉亦再动，气行三寸；呼吸定息，气行六寸"（见《灵枢·五十营》）；"气从太阴出，注手阳明……下注肺中，复出太阴。此营气所行也，逆顺之常也"（见《灵枢·营气》）；"脏真高于肺，以行荣卫阴阳也"见《素问·平人气象论》等一系列说法。

《灵枢·九针论》有"心主汗"的说法，《灵枢·营卫生会》篇有"故夺血者无汗，夺汗者无血"等概念。这种理论无疑源于《阴阳脉》，如《阴阳脉》说："汗出如丝，传而不流，则血先死。"

2. 肺　　《仪礼·特牲馈食礼》："肺者，气之主也"。《仪礼·士昏礼》又说："肺者，气之主也，周人尚焉"。由此可见，中医"肺主气"的概念，是与古人解剖动物（牲）的实践有关。《淮南子·精神训》也提到了"肺主气"。

《灵枢》《素问》以肺与五行中的金相配属，但在《吕氏春秋》等书中，肺是与五行中的火相配属的。前面已经说过，肺属火是"古《尚书》说"，这一概念是基于古代祭祀时五脏的解剖位置。"今文《尚书》说"的以肺属金依据是什么？是否与"肺如钟，扣则鸣"相关？

《灵枢》《素问》都有"肺主皮毛"的概念。这一观点可见于《淮南子·坠形训》，不过《坠形训》称作"皮革"。"肺主皮毛"应是在"肺主气"的概念确定以后的产物，因为从解剖上根本看不到肺与皮毛之间的联系。这一概念的提出似与气功学有关，如马王堆出土的竹木简医书《十问》有这样一段话："以志治气，目明耳蒽（聪）、被（皮）革有光。"最早提出了气与皮革的关系。我们还可以从这里看到，中医所云"肺主皮毛"的"皮毛"，原为"皮革"。此与《淮南子·坠形训》同。

3. 脾　如前所述，《吕氏春秋》等书认为脾为木脏，乃系根据一定的动物解剖方位。至于脾为土脏说，大概最早见于《春秋纬元命苞》，如云："脾者，土之精也"，次见于《白虎通义》，再见于《说文》。《淮南子》有"胃为中央"、"色尚黄"之说，无脾属土的概念。《史记·仓公传》说："脾气周乘五脏，伤部而交，故伤脾之色也，望之杀然黄……所以至春死病者，胃气黄，黄者土气也，土不胜木，故至春死。"这里所反映的情况，说明"脾属土，色尚黄"的概念正在形成。《白虎通义·情性》："胃者谷之委也，故脾禀气于胃也。"《素问·太阴阳明论》说，"四支皆禀气于胃，而不得至经，必因于脾，乃得禀也"；又说，"脾与胃以膜相连耳，而能为之行其津液"；还说，"脾脏者，常著胃，土之精也"。医家以脾属土这一点是不难理解的，土有长养万物之功，而脾胃主腐熟水谷以滋养人体，与土之功用同。

《灵枢》《素问》还提到"脾主肌肉"的概念，这可溯源于《阴阳脉》。

4. 肝　《吕氏春秋》以肝属金，《坠形训》则以肝与苍色、东方相配属。《白虎通义·情性》："东方者阳也，万物始生，古肝象木，色青而有枝叶"。《难经·四十二难》："肝重二斤四两，左三叶，右四叶，凡七叶"。现代医学也将肝分为左、右两叶，右叶又有"方叶"和"尾状叶"。从上引之文，可以看出关于五脏形态特征的认识，是基于古代的解剖学，而不是凭空虚构。

《灵枢》《素问》认为肝与胆相配属。这一概念出现较早，如《庄子·大宗师》"忘其肝胆，遗其耳目"，即是肝胆并举的。

5. 肾　古、今文《尚书》两派都认为肾为水脏。《白虎通义·情性》"肾者，水之精，智者进而止无所疑惑，水亦进而不惑。北方水，故肾色黑；水阴，故肾双窍。为之候何？窍能泻水，亦能流濡。"从这里我们可以清楚地看到，古人以肾属水，位北方，色尚黑，主双窍等，基本是依据一些现象进行推理的。这些推理，不断地从实践中得到检验、修正、充实，而发展为中医理论的一部分，并指导着中医的临床实践。

综合全文，我们对五行和脏腑学说的起源和形成提出如下看法：

1. 类似《灵枢》《素问》的脏腑学说主要是源于医疗实践和古老的解剖知识。可以这样说，中医脏象学说主要源于古医佚书《阴阳脉》，正是在这部古医籍的基础上，古代医家一方面以当时社会上流行的五行学为指导思想，并吸收当时流传的古籍中的五行内容，另一方面又在医疗实践中不断修正、补充，方始形成了《灵枢》《素问》的脏象学说。

2. 《灵枢》《素问》的五行与五脏等配属、制约的理论格局真正确立的年代应是在两汉之间，有的内容甚至更晚。历史地看，五行学在早期促进了医学的发展，拓宽了医学家的思路，对人类的健康和医学的发展起到了促进作用。随着科学水平的不断提高，人类思维方式的改变，从某种意义上，五行学妨碍了医家根据新的材料概括出更为科学的理论，束缚了医家对各种具体事物内部结构特殊规律的探索。

3. 《灵枢》《素问》所建立的中医脏腑学说，宏观上讲是科学的，符合客观实际；微观上讲是模糊的，临床上医家往往无所适从。就五行和五脏的配属而言，如果机械地认为心属火，心火与肝火，那就不一定客观，因为古时就有心属土的概念，而以心属火与社会人文思想有关。如果将五脏六腑，甚至全身的各个组织器官看作一个有机的整体，它们可以互相影响，并互相制约当是客观的。

古人对于五行等五项的配属，主要是根据经验积累，并自发地采用了朴素的统计方法，将那些直观可察的大量重复出现的现象之间的联系确定下来后形成的。虽然五行学中有一些经验性的发现甚至发明达到了相当高的科学的水平，但更多的内容是不科学的，所以对于中医的五行脏腑学说不能一概而论，应该科学、公正地对待它。

第六章　经络学说的起源和形成

　　本世纪六十年代以来，由于我国医学界采用针刺麻醉的方法成功地进行了多种外科手术，以及针灸可以治病的客观事实，引起各国学者对中国针灸术的再认识。伴随着世界性的"针灸热"，我国学者对经络学说起源和形成问题也作了许多有益的探讨。毫无疑问，这方面的研究将有助于揭开经络实质这个谜，并给针灸医学打上我们这个时代的烙印。现就经络起源和形成问题提出一些个人看法。

第一节　经络学说的起源

　　关于经络起源问题争论的焦点是究竟先有经，还是先有穴？是联点（针灸穴位）成线（经脉），还是线（经脉）上找点（针灸穴位）？在马王堆医书出土之前，联点成线说基本是公认的看法；马王堆医书出土之后，线上找点又占了主导地位。其实，这种争论都没有注意到经脉学和穴位学在早期是古代医家在临床上采用的两种各自独立的治疗方法这样一个客观事实。经脉学和穴位学最初都曾经历了完全独立的漫长的发生和发展过程，二者直到秦汉之际才逐渐融合形成后来的经络学说。所以经络学说的原始雏形根本不存在由线到点或由点到线的问题。如果我们想弄清楚经脉学和穴位学发生的先后关系也未尝不可，从现有文史、出土资料看，穴位的发现应先于经脉，但这并不等于说经脉的提出必然是由点到线。相反，在经络学说的形成过程中还主要经历了由线到点，点线结合这样一个重要的发展过程。下面我们从考古发掘和文献记载两个方面入手，探讨一下经、穴的先后，以及二者之间的关系。

　　从考古的情况看，1963 年在内蒙古多伦旗头道洼新石器时代遗址出土的砭石，一端呈锥形，可作针刺，一端扁平有半圆形刃，可用以切开痈肿。1972 年在河南新郑县郑韩故城遗址出土的战国以前的砭石，两端具有锋针和圆针的形状，可以按摩和放血。这些出土文物表明，针刺术在新石器时代就已经开始运用于临床。因此，针刺俞穴（即特定的针刺点）的诞生也是必然的。1978 年在内蒙古达拉特旗树林台乡发现战国到西汉时期的青铜针。1968 年在河北满城一座公元前 113 年下葬的汉墓中，又出土了四枚金针和五枚银针。这只能表示战国至西汉时期金属针具已经开始在临床上应用，不能说明金属针具是提出经脉学说的基础，尽管现代实验研究证明，经络感传线路与古代描述的经脉分布十分相似。因为 1973 年在长沙马王堆于公元前 168 年下葬的 3 号汉墓中出土的《足臂十一脉灸经》（以下简称《足臂》）《阴阳十一脉灸经》（以下简称《阴阳》），以及 1983 年底至 1984 年初，湖北江陵张家山出土的西汉初至汉文帝时期下葬的相当于马王堆出土帛书《阴阳》《脉法》《阴阳脉死候》三书之内容的《脉书》，出土时四种古经脉著作只有灸法，没有针法，只有"灸××脉"，没有"灸××穴"，更没有"刺××穴"的说法。

　　另外，从马王堆出土的医帛、竹木简医书的各自内容看，经脉疗法和腧穴疗法是两种完全独立的医疗方法。如《五十二病方》在治瘰症时说："久（灸）左足中指"。在治愦（癫）症时说："以矶（砭）穿其［隋（脽）］旁……有（又）久（灸）其瘠，勿令风及，易瘳；而久（灸）其泰（太）阴，泰（太）阳□□"，又说："横（癫）□久（灸）左腨□"。这些再清楚不过地说明，经脉疗法和腧穴（特定治疗点）疗法是长期并存的两种医疗方法，二者之间没有必然的联系。所以经络的起源根本不存在由点到线，或由线到点的情况。

　　再从古代文献记载的情况看。《管子·法法》："痤睢（疽）之砭石"。《韩非子·外储说右》："夫痤疽之病者，非刺竹髓则烦心不可支也，非如是不能使人以半寸砭石弹之"。《左传·成公》："疾不可为也，在盲之上、膏之下，攻之不可，达之不及，药不至焉"。晋杜预注之："达，针也"。特别值得提一下的是《史记》的记载。在《扁鹊传》中，司马迁说："一拨见病之应，因五脏之输"，又说："扁鹊乃使弟子子阳，历针砥石，以取外三阳五会"。唐张守节《正义》认为"三阳五会"和"输"皆是针灸穴位，但是，纵观《扁鹊传》没有一处提到十二经脉和奇经八脉的名称。此只能说明扁鹊时代治病只讲具体部位（穴），不讲经络。从这一个侧面又说明扁鹊时经脉尚未提出，或不为扁鹊所见。在《仓公传》中，司马迁提到十二经脉的足脉名称四次，无冠手足的经脉名六次，只有"奇络结"一语，而无奇经八脉任何一条脉的名称。鉴于马王堆出土医书和张家山出土医书皆不见奇经八脉的文字记载。因此，基本可以有理由认为，奇经八脉的出现晚于古十一脉。《仓公传》没有提到任何穴位名称，但却有"当论俞所居"、"定砭灸处"的记载。这就是说仓公时医界既讲经脉又讲穴位，经脉正在与穴位相结合。

扁鹊是公元前五世纪左右人，仓公则是公元前二世纪人。司马迁是西汉武帝时的太史令，负责管理皇家图书和收集史料。因此，《史记》里反映的情况基本符合历史事实。《扁鹊传》既然没有任何脉名而出现穴位名称，就是说针灸穴位先于经脉线路图而存在，这一点和出土资料所反映的情况不谋而合。

关于经脉和俞穴之间最初是两个完全独立的医疗方法这一点，在现传《灵枢》《素问》两部书中还可以找到确凿证据。如《灵枢》的《经脉》《杂病》，《素问》的《刺腰痛》《刺疟》《刺热》等都是只言"刺××脉"，没有"刺××脉××穴"的说法。而《灵枢》的《五邪》《背俞》，《素问》的《气穴论》等篇又只言"刺××穴"，也没有"刺××脉××穴"的记载。这不能说是事出偶然。另一方面《灵枢》的《九针十二原》《本输》，《素问》的《气府论》等论文既讲经脉又讲腧穴，出现了"刺××脉××穴"的论述。因此，我们认为，《灵枢》《素问》以上有经无穴，有穴无经，有经有穴三部分论文，正好反映了古老的经脉和腧穴之间由分到合的发展史。

司马迁在《史记》里对经、穴的结合也作了明确的叙述，如《仓公传》说："济北王遣高期、王禹学，臣意教以经脉高下及奇络结，当论俞所居，及气当上下出入邪（正）逆顺，以宜镵石，定砭灸处，岁余。"这里"经脉高下"，无疑是指出土《十一脉》的走向、主病等；"当论俞所居"、"定砭灸处"，无疑是指确定俞穴的部位。如果把上段话联系起来，我们完全有理由认为这是关于经脉和俞穴由分到合的记述。同时，我们还可以了解到，经脉和俞穴结合的时代是在西汉初。从上段叙述我们还可以了解到：经与穴结合的理论基础是古老的气学。文中"气当上下出入邪（正）逆顺"，以及出土《脉法》所说的"气殹（也）者，到下一□……□上而不下……气出胎（□）与肘，□一永（灸）而郄"等讲的当即经、穴结合的理论基础。《素问》继承和发展了这一观点，如《气府论》的"脉气所发"等即此。《灵枢》的《九针十二原》《本输》则从另一个角度，即以江河的流注现象为经和穴的结合制造了理论基础。

出土文物表明：经脉线图只是灸烫和砭石启脉（放血疗法）的具体操作部位。因此，基本可以肯定用针刺方法在人体出现的循经感传现象不可能是古代先哲提出经络线路图最早模式的依据。那么，经络线路图古代先哲究竟是根据什么提出来的呢？我们再来探讨这个问题。

西汉末年的刘向对此提出了自己的看法，他在《说苑·辨物》中说："吾闻上古之为医者曰俞柎。俞柎之为医也，搦脑髓，束肓莫，炊灼九窍，以定经络。"这段话是刘向根据《史记·扁鹊传》改编的。"炊灼九窍，以定经络"八字，不见于《扁鹊传》，自是刘向杜撰的。"九"，据《康熙字典》同"久"，即"灸"字。"窍"，即俞穴。这是说明以艾柱烧灼俞穴，从而确定了经络。刘向究竟根据什么认定古人是以艾柱烧灼俞穴提出经脉的呢？现已无法了解。刘向大约是根据当时流传甚广的经脉学著作只有灸法，无有针法这一点提出

"炊灼九窍，以定经络"的看法是完全可能的。如果不是地下的发掘，那么按照一般学者的观点，刘向距今甚远，其说自有根据则无须讨论了。现在的问题是，两千年前展现在刘向面前的资料，如今也摆在我们的书桌上，而且在我们书桌上的资料比展现在刘向书案上的资料还早了一百多年。而刘向所见资料可能经过后人的润色、增删，所以我们更有发言权，更何况刘向不是医家，不可能专门考证此事。由于展现在我们面前的各种古经脉学著作只有"灸××脉"的论述，而无有"灸××穴"的记载，所以可以肯定"炊灼九窍"不是古人提出经络线路图的依据。

　　现在我们还是回到古经脉著作的讨论中去。马王堆出土的两部古灸经均未有"经络"的字样，两书的"脉"字，《足臂》作"温"，《阴阳》甲本作"脈"，乙本作"脈"。关于"温"字的读释目前有两种意见：一种意见认为即"温"字，假为"筋"（腱）字，《足臂》十一笏相当于《灵枢·经筋》篇，而《经筋》篇"筋"字系"笏"字之讹。另一种意见认为"温"，从目从𪑒而略有省变，应即脈字，在本篇中读为脈，和帛书《阴阳》甲本假脈为脈是一样的。

　　"温"字见于《足臂》27 处，其中有 4 处系今人补入的，但有一处"温"字写作"溫"。马王堆医帛整理小组认为"温"字系"溫"字笔误，所以释文中"温绝"作"溫绝"。据"温绝。如食顷。不过三日死前"的"循温如三人参舂，不过三日死"。以及《五十二病方》书中"温"字皆有加热、温暖之义可以测知，"温绝"的"温"字确系"溫"字之笔误。

　　《足臂》的"温"字，《阴阳》甲本的"脈"字，从字体结构而言既属于会意字又属形声字。如"脈"字，清人段玉裁在《说文解字注》中说："形声包会意"。"温"字系比合"氵"、"目"、"皿"三个象形字而组成的："脈"字是比合"目"、"辰"二个象形字而组成的。"氵"，即水字，篆书写作"𣲘"，《足臂》写作"冰"。"𣲘"，即"≋"的竖形，《说文》："象众水并流"。"脈"字的"辰"篆书写作"㣇"，《说文》："水之衺流别也"。清人段玉裁注云："流别者，一水歧分之谓也。"单从"川"、"㣇"这两个形符和它们的含义我们就可以看出，"温""川"二字是对人体某一类似自然界江河系统的会意。就人体而言，与自然界江河相类的系统只有血脉（血管）系统，据此基本可以肯定"温"、"脈"二字的产生，是基于古人对人体血脉（血管）系统的认识。

　　"温""脈"二字都从"目"，大约也不是偶然。作者的用意何在？"目"，《说文》："人眼也，象形，重童子也"。"目"，篆字写作"㈪"，"㈪"以象人眼的外形。"㈪"象人眼的晶体和瞳孔。但两部古灸经的作者把"目"和"氵"、"皿"比类，又和"辰"比类的用意何在？我们认为这里的"目"（㈪）字应是古人基于对血管的解剖认识，以象血管的切面形。正如甲骨文的"心"，写作"㉝"，象心脏的切面形一样。古人在这里为什么用"㈪"（目）以象血管的切面形？这也是值得深思的。《足臂》有"循温如三人参春"，"温（温）绝"等论述，《五十二病方》释文："揗，《汉书·李陵传》注：'谓摩顺也'揗脉，即切脉"。表明古人对动脉血管已经有了较深的认识。但是这种搏动是什么造成的？由于当时社会科学技术水平所限，古人根本不可能知道这是心脏舒张和收缩的结果。而主观地猜想是由于血管内气行造成的。如出土《脉法》："气殹（也）者……□上而不下，气出䏚（䐃）与肘"，又如《仓公传》："气当上下出入邪（正）逆顺"，再如《素问·平人气象论》："人一呼，脉再动。一吸，脉亦再动"。《说文》："川，象众水并流，中有微阳之气也"。这些说明古人认为血管，亦即"温"、"脈"中除有血液外，还有一种成分，即"气"，所以古人认为："气"、"血"在血管中就好像晶状体和瞳孔在人眼中一样。古人从"㈪"的外形象血管壁，以"二"指代"气"和"血"。

　　"温"字，篆书写作"㵌"，形符"川"，表示"温"类似一条水流。声符"昷"，由象形字"㈪"、"皿"组成。"皿"，

《说文》："饭食之用器也，象形"。我们顺便提一下，指事字"血"，即是在"皿"上加一横，表示所指是盆子里盛的血，比合"目"，"皿"之义，应即"皿"上加个"目"字，所表示应是盆子上血管被横切开，盆子里盛着血、气，如果联系到《足臂》"××温"的循行流注，"循温如三人参舂，以及"温"字的形符等，我们说"温"字是古人对人体血管系统这一复杂事物的概念文字化的产物恐怕是最恰当不过了。"眽"字，篆书写作"ᑕᑐᑐ"，形符"ᕒ"表示"眽"是血管，声象"ᑐᑐᑐ"又象血管的平面图。合"目"、"ᕒ"之义，表达血管系统当是无疑的。

　　前面的考证可以说明，经脉线路的提出是基于古代先哲对人体血脉（血管）系统的认识。古代先哲又是怎样摹拟出经脉线路呢？我们认为，经脉线路的提出，主要是基于古人对血脉系统的解剖实验；基于对体表浮而可见呈向心性分布的静脉现象的观察；基于在生活、医疗实践中对动脉的意识。通过解剖实验，观察和医疗实践，古代先哲部分地搞清楚了血脉系统的大概走向、分布，以及与脏器的部分联系，但是他们无法搞清楚血脉之间的真正走向，分布、数量和具体联系。这一点并没有难倒富于想象的古代先哲。他们根据已知的走向、分布去臆想未知的走向和分布；根据已知的联系去想象未知的联系。他们更多地用臆想来补充缺少的事实，用纯粹的想象来填补现实的空白。就这样古人模拟了一个十一脉系统。正如十一脉后来增为十二脉、十五脉一样。在十一脉之前很可能存在四脉、五脉、六脉等情况。

　　从以上探讨中可以看出以下几个问题：

　　一、经、穴在早期是各自独立的医疗方法。穴的确定要早于经，但不等于说经络的形成是由点到线。

　　二、经、穴在秦汉之际开始由分到合，逐渐融为一体。

　　三、经脉最初的本义应是指人体的血脉（血管），无有后世经络的概念。它是血管解剖实验、静脉现象、动脉意识、医疗实践、哲学思想的聚合物。

第二节　经络学说的形成

经络的主要内容有：十二经脉、十二经别、十二经筋、十二皮部、奇经八脉、十五络等。这些内容究竟是怎样形成的，目前尚无定论。笔者以为经络学说的形成，虽然主要基于医疗实践和古代解剖知识，但在形成过程中又受到古代哲学和古代经络文献等诸多因素的影响。下面拟就以上各点谈些个人看法：

一、医疗实践

众所周知，马王堆出土的两部古灸经只有灸法，而没有针法，但在司马迁编著的《史记·仓公传》中却有针法与经络相结合的记载，如该篇："刺其足少阳脉"，"寒水拊其头，刺足阳明脉，左右各三所，病旋已"。《仓公传》是司马迁根据淳于意答汉文帝之询撰写的。汉文帝之询是公元前167年的事。当然，《仓公传》的内容不可避免地掺入了司马迁时代的医学成就，但不晚于《史记》成书的时间，即公元前104年至公元前91年这段时间，所以《仓公传》所反映的情况当在西汉前期。这些表明，西汉前期医学界已经有人用针刺脉在治病，"刺××脉"当是从"灸××脉"进化来的。

可以想象，由于金属针的应用，古代医家在按照传统的方法把"灸××脉"改作"刺××脉"时，意外地发现了线性感传现象。同时，在针刺原来只用灸或砭石刺的一些传统俞穴的过程中，也出现了一些线性感传现象。大量的有规律地线性感传现象，使古代医家的思想和认识发生了质变。他们中的一些人开始有意识地改变针刺手法，谋求针刺感传现象，并记录了一些反复出现的感传线路。针刺感传现象中"气至病所"可以治病的客观事实，又与古老的血脉系统的治病方法相同。更重要的是，古代医家对人体内部的针刺感传现象究竟是什么，无法了解，这又迫使古代医家回到古老的血脉系统上去。他们中的一些人，根据已记录的感传线路去修正、补充古老的

经脉线路，使古老的线路延伸向特殊的治疗点。也就是说，新
的线路的形成，经历了"由线到点"和"由点到线"这样两
个发展途径。通过对两部古灸经的脉名、循行线路、主病与
《灵枢·经脉》等有关经络学说的比较研究，我们可以清楚地
看到，新的线路不仅继承了古老脉系统的脉名、主病和循行线
路等，而且在长期的医疗实践中验证和丰富了它。这是今本
《灵枢·经脉》所记载的经络不同于两部古灸经的根本所在。
笔者以为《灵枢·经脉》十二经脉与两部古灸经有本质上的
区别。从以上可以清楚地看到，是金属针的应用给古老的脉系
统赋予了新的生命。

《仓公传》说："热厥也，刺其足心各三所"。两部古灸经
的经脉没有一条循行足心，而《经脉》："肾足少阴之脉，起
于小趾之下，斜走足心，出于然骨以下。"《素问·厥论》：
"阳气衰于下，则为寒厥；阴气衰于下，则为热厥。帝曰：热
厥之为热，必起于足下者何也？岐伯曰：阳气起于足五趾之
表，阴脉者集于足下而聚于足心。"此可做经络形成的一个
佐证。

在人体内部出现的针刺感传现象，究竟是什么造成的？古
代医家以为是人体内部气行的结果。因此，在《灵枢》《素
问》中出现了大量关于气至、气不至、气行、气逆的记载，
如《灵枢·九针十二原》："刺之而气不至，无问其数；刺之
而气至，乃去之，勿复针。"这里的"气至"，就是针刺穴位
时病人产生酸、麻、胀、沉重等的主观感觉，并沿肢体纵行方
向传导放散的反应。在此之前，还是在用灸法治病的时代，我
国古代医家已经认为血脉中除了血以外，还有一种成分即
"气"。如马王堆出土医帛书《脉法》说："以脉法明教下，脉
亦圣人所贵也。气也者，到下一……□上而不下，
□□□□□□过之□会环而灸之……气出郄与肘，□一久而
□。"周一谋等编著《马王堆医书考注》认为"□上而不下"
据上文缺文拟补"气"字。气上而不下，故上为有余，下为
不足。《脉法》的上段文字，虽然已残缺，但其大意还是明确

的，讲的是"气"在脉中上下循行，由于气在上不下行，而造成上盛下虚证，所以就用灸法治疗它。这段论述在《史记》中也可找到相近的语言，如《仓公传》说："济北王遣太医高期、王禹学，臣意教以经脉高下及奇络结，当论俞所居，及气当上出入邪（正）逆顺，以宜镵石，定砭灸处，岁余。"根据"经脉高下"一语，看来淳于意所依经络学著作与马王堆及张家山出土经脉学著作相类，且更丰富，因《仓公传》多处提及"络脉"。"经脉"二字说明，古老的"脉"与"经"已结合。"当论俞所居"、"定砭灸处"等说明，穴位学亦开始与经脉结合。"气当上下出入"说明，淳于意见过《脉法》。总之，《仓公传》所反映的经络学内容应是马王堆及张家山出土的经络学著作向《灵枢·经脉》过渡时期，我国经络学的发展情况。根据《仓公传》的记载还可以了解到，经络学说的形成主要是古代医家长期的针灸实践的结果。

二、古代解剖

《灵枢·经水》："若夫八尺之士，皮肉在此，外可度量切循而得之，其死可解剖而视之。其脏之坚脆，腑之大小，谷之多少，脉之长短，血气清浊，气之多少，十二经之多血少气，与其少血多气，与其皆多血气，与其皆少血气，皆有大数。"西汉末年（公元8年—23年）太医尚方就做过人体解剖，如《汉书·王莽传》："量度五脏，以竹筳导其脉。"这些清楚地说明，经脉学说的形成与古代解剖知识的积累分不开。也就是说经络学说的形成部分是基于古代医家对人体动脉、静脉血管的解剖认识。正是由于这个原因，《灵枢》作者对经络实质的概念，虽然有了新的感性认识，但并未完全摆脱古老血脉系统观点的束缚。如《经脉》说："十二经皆有动脉。""经脉十二者，皆伏行分肉之间，深而不看。其常见者，皆络脉也。"由于古代医家主要是根据针刺感传现象和依据大概的血管系统解剖知识，并参考人体表面的一些浮而可见的静脉现象，模拟描述了一个经络系统，所以这个线路与我们今日解剖刀下所见的动脉、静脉系统不尽相同。因为主要根据针刺感传现象修正的线路，从实质上已经部分地摆脱了古老的血脉系统的固有概念，而具有针刺线性感传线路的自身的特点。因此，不能与今日的动脉、静脉系统同日而语。虽然《灵枢》《素问》的作者们有时把针刺感传现象，理解为气行，有时还把经络看作血管，但这并不妨碍我们今天对经络实质的研究。

三、古代哲学

马王堆出土的两部古灸经都是十一脉，从十一脉发展到十二脉，虽然有针灸实践的因素，但主要应是古代哲学中三阴三阳学影响的结果。十一脉在后来的发展过程中，有人根据三阴三阳学的观点，新增了手厥阴脉的脉名、循行路线和主病。又唯恐这条脉后出而不被信奉，于是采用了偷梁换柱的方法，把手少阴脉和手厥阴脉的名实进行了互换。

古人通过对人体的切按、观察，以及针刺放血等医疗实践。一方面能认识到人体内部有一个密闭的血液循环恒动系统；另一方面，虽然通过古代的粗浅的解剖，古人能看到人体内部的盘根错节的血管系统，以及其内连脏腑，外络肢节的情况。但是，血管与血管之间，血管与脏腑之间的具体联系、起止、循行走向等由于解剖技术所限，古人根本无法搞清楚。还有一个原因，在此之前，医学界已经形成了一个类似血管系统的十一脉（后发展为十二脉）系统。这一系统与血管之间究竟又是怎么回事，古人也无法搞清楚。但这难不倒勇于实践和富于想象的我国古代医家。他们通过解剖和针灸实践了解了一些经脉之间的联系，以及一些血管与内脏的联系。另一方面他们借助于当时盛行的古代哲学，如"天人相应"、"圆道"即"终始"等学说，再联系自然界的江河现象，用理想的联系去代替尚未了解的现实联系。于是就形成了以十二经脉为主体，内属脏腑，外络肢节的经络气血循行线路。由于针灸实践中所发现的传感线路和解剖所见的血管系统不能被古老的十二经脉所概括，于是古人又模拟出奇经八脉等。

我们说经络学说的形成曾受到古代哲学思想的影响这一点，在现传《灵枢》《素问》中可以找到确凿的证据。如《灵枢·经水》说:"经脉十二者,外合十二经水,而内属五脏六腑。"又如《素问·气穴论》:"气穴三百六十五以应一岁。"

四、经络文献

《汉书·艺文志·方技略》载有医经四家,这些著作大概都涉及经络学说。因为《方技略》说:"医经者,原人血脉、经络。"《方技略》的医经既有四家,他们各自的经络学说自会不尽相同。也许像两部古灸经一样,有的经脉走向不同,主病不同,或赋以阴阳等。另外,从《仓公传》看,淳于意的经络学著作,既不同于两部古灸经,以及张家山《脉书》,也不同于《经脉》,而且《仓公传》的记述还表明当时齐国的其他医生的经络学也不相同。这些表明,我国春秋战国和秦汉时期,经络流派很多。笔者认为,正是这些不同流派的经络学,经过漫长的岁月才发展为《灵枢》《素问》的经络学说,使其臻于完善。

《灵枢》有关于十二经脉、十二经别、十二经筋、十二皮部、十五络、奇经八脉等记载。还有俞穴名称、如井、荥、俞、原、经、合等。《素问》中又有具体穴位名称和部位的专篇文献。特别值得研究的是,《灵枢》的《本输》及《经脉》在详述了十二经脉的循行起止和主病、俞穴后,《根结》又谈经脉之流注根结,《经筋》再谈十二经筋之循行起止和俞穴。若将两部古灸经和《经脉》进行比较研究,不难发现,《经脉》系两部古灸经结合的产物,或者说是张家山出土《脉书》的后继著作。而《足臂》则是《经筋》的直系父本或祖本。这都表明《灵枢》《素问》的经络学说系汇集当时诸家大同小异之经络学说后形成的。

根据以上研究结果,可以发现以下几种情况:

1. 《灵枢·经脉》的经络线路的形成是两部古灸经的继续和发展。新线路的形成是基于长期的针灸医疗实践,及金属针应用的结果。但在其形成过程中又受到解剖知识、哲学思想、经络文献等多方面因素的影响。所以我们说古代经络学说是医疗实践、解剖知识、哲学思想、经络文献的综合体。因此

《灵枢》《素问》的经络学说也是科学与假说的混合物。"气至病所"可以治病的事实，以及血液循环"终而复始，如环无端"的恒动观，又和事实基本相符。我们不能不为我国古代先哲用原始型的理论和假说，去解释一些实验性的发现和观察的结果，而达到相当高的水平，感到惊讶！

2. 《灵枢》《素问》中古代医家认为经络的实质，既包括血管系统，又并非就是血管系统。

3. 应该一分为二地看待经络学说，肯定一切和否定一切都是错误的。今后的任务首先应从实践中进一步将经络学说中的科学和假说区别开来。

第七章　《灵枢》《素问》杂考

第一节　《灵枢》体表解剖测量用尺考

《灵枢》记载了两千多年前春秋战国时期，古代医家对人体各部解剖长度的测量数据。这些数据与现代解剖学的结论相近似，足证我国古代医学在解剖学这个领域还是相当发达的。由于古今度量衡制的不同，《灵枢》有关解剖各部的测量数据，究竟是依据什么时代什么长度的古尺计算的尚未形成定论。就人体表面解剖长度而言，有人以为是运用当时通用的周制尺计算的。对此，笔者不敢苟同，兹述管见，期就正于医界同仁。

一、周制尺及战国秦汉尺的长度

周制尺的长度，张瑞麟认为是 19.7 厘米，他的这个数据是清人吴大澂的考证结论。这是吴从事以"璧羡度尺"的工作后得出的结论。吴承洛《中国度量衡史》里引用了这一数据，《简明中医词典》等亦遵循此说，认为自公元前 1066 年至前 221 年周制尺的长度为 19.7 厘米，张瑞麟曾用这个（19.7 厘米）"周制尺"，核对了《灵枢》中记载的有关体表解剖测量数据，证明《灵枢》所记数值与现代解剖学的数值相近似。张瑞麟的这一对比工作，对于肯定中医学的科学性，光大中医学起了一定的积极作用。但是，这种长度约 19.7 厘米的古尺，并非张瑞麟所谓的周制尺。因为地下出土的周制尺和战国秦汉铜尺的长度没有一把是 19.7 厘米的，都比此约长 3～5 厘米。据矩斋《古尺考》（文物参考资料 1957 年第 3 期）所载：战国铜尺（北京历史博物馆藏）合今尺 23 厘米；西汉牙尺（北京历史博物馆藏）合今尺 23.3 厘米；新莽货布尺（据货布）合今尺 23.1 厘米；东京镏金镂花铜尺（山东掖县出土）合今尺 23.6 厘米。

另外，据文献记载，20 世纪 30 年代初期，河南洛阳金村铜尺（现藏南京大学）出土，发现它的长度合今 23.10 厘米。而且发现其他战国尺，如楚尺、东周尺和秦尺长均在 22.50～23.10 厘米之间。如果以此去核对《灵枢》体表测量数值，对比结果，差距颇大。如《灵枢·经水》记载：人长八尺，无论用上述哪一种尺去乘以八，所得出的长度都与今人和出土的战国秦汉古尸的平均长度不符。这清楚地说明《灵枢》体表测量数据不是以上述古尺计算的。也就是说不是用周制尺计算的。

众所周知，秦汉的度量衡制基本是统一的，出土的秦汉古尺的长度说明，《灵枢》人体解剖各部长度的数值不是秦、西汉、东汉古尺计算的，这也从一个侧面说明，至少《灵枢·骨度》篇成文的年代要早于秦汉。

二、齐制尺与《灵枢》

根据不少中外学者的研究，我国战国时代存在着两种不同系统的度量衡制。

如《礼记》曰："丈夫布手为尺。"据测男女（成人）各五人拇指与中指的间距平均值是 19.1 厘米。闻人军通过一系列，研究后得出结论，认为战国时期的齐国，确实存在着一种小尺系统。《考工记》中记载的尺度，是小尺系统的齐尺，而不是周制大尺。周制尺长 23.10 厘米，而《考工记》齐尺相当于米制的 19.5～20 厘米，约为 19.7 厘米。笔者非常赞同这一见解，认为战国时期的齐国确实存在有一种小尺系统。且这种小尺（19.7 厘米）曾经是齐国医者用来计算和测量人体表面解剖各部长度的工具。

《周礼·考工记》说："人长八尺"，这和《灵枢·经水》所说的"若夫八尺之士，皮肉在此，外可度量切循而得之"的记载一致。说明《考工记》和《经水》篇对人体长度测量是用的同一种长度的尺。张瑞麟误认为，既是《周礼》的《考工记》，自然其尺当系周制尺的长度。这其实不然，郭沫若的《〈考工记〉的年代与国别》一文肯定了《考工记》中提到的量名都是齐制，并推断《考工记》为春秋末期齐国的官书。据此可知，《灵枢》体表测量数据并非是用周制尺计算的，而是用齐制小尺（1.97 厘米）计算的。

《战国策·邹忌讽齐王纳谏》说："邹忌（韦昭注：齐人），修八尺有余，而形貌昳丽。"《史记·管晏列传》也说："晏子长不满六尺，身相齐国，今子长八尺，乃为人仆御。"这些关于人长八尺的记载亦说明战国时齐国确实存在一种小尺系统。

据笔者稽考，《灵枢》《素问》成书的基础文献可能成书于战国末期的齐国。但有一点是可以肯定的：《灵枢》《素问》的基础是一些散在于民间的古代医学文献或医学著作的单行本。而这些文献的大部分是出于战国时期的齐国都城临菑。顺便提一下，《史记·仓公传》曾说："故古圣人之脉法，以起度量，立规矩。""起度量"三字说明至少在汉初，齐国的医学文献中已经有了关于人体度量数值的成文记载。《素问·方盛衰论》说："诊有十度，度人脉度、脏度……"

综上所述，笔者认为《灵枢》体表测量的数值是用战国时期的齐制小尺计算的，亦即《考工记》所载的小尺计算的，并非周制大尺。这一事实从一个侧面说明《灵枢》的成书与齐国有关，还可以说明，《灵枢》《素问》内容或文献在战国时期已经成文。

第二节　《素问》"其气三"浅释

《素问·生气通天论》说"其生五，其气三"。关于"其气三"，清人高士宗《黄帝内经素问直解》说："五行之理，通贯三才，故其气三。"北京中医学院主编 1963 年版《内经讲义》，山东中医学院《黄帝内经素问白话解》，王琦等编

《素问今释》等书的解释，则均谓"其气三"的"三"，指三阴三阳。对此，笔者不敢苟同。因为《生气通天论》渗透着道家思想，对"其气三"的理解，要和道家思想联系起来。

《道德经》四十二章说："道生一，一生二，二生三，三生万物，万物负阴而抱阳，冲气以为和。"这段文章如何理解呢？

（一）"道生一"，据《道德经》全书：道就是一，即太一。《说文》："惟初太始，道立于一。"《庄子·天下》篇述老聃之言曰："王之以太一。"

（二）"一生二"，二即阴阳。《吕氏春秋·乐太》："万物所出，道于太一，化于阴阳。"

（三）"二生三"，三指阴气、阳气、和气。

（四）"冲气以为和"，根据《说文》"冲，涌摇也"，意即交流。《广雅·释诂》："为，成也。"和即和气，阴阳交流成为和气，即我们现在常说的"冲和之气"。

综观全段文字，意思是：道（宇宙本体）就是一，这个一产生了二，即阴阳。这个二产生了三，即阴气、阳气、和气。这个三产生了万物。万物的背后（北面）是阴气，胸前（南面）是阳气。阴气、阳气交流成为和气。这就是老子的宇宙论。

"其生五，其气三"，出自《素问·生气通天论》中下述一段文字中："夫自古通天者，生之本，本于阴阳。天地之间，六合之内，其气九州、九窍、五脏、十二节，皆通乎天气。其生五，其气三。"《素问·六节藏象论》有进一步的阐述："夫古自通天者，生之本，本于阴阳。其气九州、九窍，皆通乎天气。故其生五，其气三，三而成天，三而成地，三而成人，三而三之，合则为九。九分为九野，九野为九脏。"这两段经文所论亦是宇宙观，而这个宇宙观可以说是老子宇宙观的再版。老子说"三生万物"，《素问·六节藏象论》说"三而成天，三而成地，三而成人"，又说"余闻气合而有形，因变以正名"。这是说阴阳之气交合，生成了万物的形体，由于形态的变化而得到合乎形态特征的名称。《黄帝内经太素》也说:"谓天地间九州等,其生皆在阴阳及和三气。"因此,"其气三"的"三",显然指的是老子的三气,即阴气、阳气、和气。

阴阳交合而生万物的思想,在《灵枢》《素问》其他篇章中也有体现。例如《素问·宝命全形论》:"天地合气,别为九野,分为四时。"这是说(天)阳(地)阴之气交合,地域上形成了九野,时令上形成了四时节气。

又如《素问·汤液醪醴论》:"稻米者完,稻薪者坚。帝曰:何以然?岐伯曰:此得天地之和,高下之宜,故能至完。"这亦是说:稻米的性质可所以完备(富于营养),是因为稻米得到天(阳)地(阴)交流之气——和气的滋养。

再如:《灵枢·决气》:"两神相搏,合而成形。"两神,指男<阳>女<阴>二性;搏,交合之意。这是说人的形体是男女二性交合的产物。

经文"其生五"中的"生","其气三"中的"气",正是"生气"二字。生气,即化生万物之气。而在取类比象的五行中,"生长化收藏"的"生"与生成数"八"相应。"其生五,其气三"相加的数恰好是八。

综上所述,笔者认为:《生气通天论》《六节藏象论》中的"其气三"的三气,应是阴气、阳气、和气。

第三节　"三焦"实义考辨

"三焦"为中医学的脏腑之一。它的名称见于《灵枢》《素问》《难经》《史记》和《白虎通义》。但它究竟是人身的什么?历来众说纷纭,其认识大相径庭,概括说可归纳为有形、无形之争与承认有形者的其为何形态组织之争。下面对各种说法作一讨论,以期引出正确的结论。

一、"三焦"有名无形说

"三焦"有名无形的说法,最早是《难经》作者提出来的，如"二十五难"说："心主与三焦为表里，俱有名无形。"
又"三十八难"说："脏唯有五，腑独有六者，何也？然，所
以腑有六者，谓三焦也。有原气之别焉，主持诸气，有名而无
形。其经属于少阳，此外府也。故言腑有六焉。"《难经》说
"三焦"有名，盖因《史记》《灵枢》等古代医学文献都认为
"三焦"为一腑，所以《难经》只有说它有名。但《难经》
凭什么说"三焦"无形呢？无形又指什么而言？

纵观《难经》有关脏腑问题的论述，可以肯定地说，《难
经》是基于一定的解剖实践而写成的。如果没有解剖做后盾，
《难经》不可能提出"脏各有一耳，肾独有两者，何也"（见
"三十五难"），"肝独有两叶，以何应也"（见"四十一难"）!
"胆在肝之短叶间"（见"四十二难"）等与现代解剖学基本
一致的脏腑解剖位置、数量、形态等论述。由于在解剖实践
中，《难经》发现"三焦"不同于其他脏腑，也就是说"三
焦"不像其他脏腑器官一样能脱开其他组织而具有自己独特
形态，并能相对独立存在。也许是基于这一点，《难经》才始
提出"三焦"无形的概念。

二、"三焦"有名有形说

《灵枢》最早认为"三焦"有名有形，如《论勇》："勇
士者……三焦理横，怯士者……其焦理纵。"又如《本藏》
云："密理厚皮者，三焦、膀胱厚，粗理薄皮者，三焦、膀胱
薄。"《本藏》这段论述虽然是从皮毛等外在情况去推测、估
量三焦和膀胱的厚、薄等情况，看不到解剖学依据，但可以证
明《灵枢》认为"三焦"是有形的。此后，历代对"三焦"
具体形态的论述，可以说是见仁见智。如宋代陈言《三因极
一病证方论》"三焦者，有脂膜如掌大，正与膀胱相对，有白
脉自中出，挟脊而上贯于脑"。清末唐宗海之论与此略同。明
末张介宾《类经》卷三《脏象类》："观本篇六腑之别，极为
明显，以其皆有盛贮，因名为腑，而三焦者曰中渎之府，是孤
之府，分明确有一府，盖即脏腑之外，躯体之内，包罗诸脏，
一腔之大府也，故有中渎、是孤之名，而亦有六府之形。"明

代虞转之论同此。近人龙伯坚《黄帝内经概论·黄帝内经中的三焦考》中说："据虞抟和张介宾早期的解释，结合现代解剖学的知识，我们可以明了三焦在形态上就是胸腔和腹腔的总称。上焦就是肺部的胸腔；中焦就是心部的胸腔和胃部的腹腔；下焦就是膀胱部分的腹腔。若就胸壁和腹壁而言，可以说是一腑。这和《内经》本身的原始解释是可以相符合的。"

三、"三焦"和"心主"形态相同说

《难经·二十五难》："心主与三焦为表里，俱有名无形"。龙伯坚《三焦考》："所谓有名无形，是只有这一个名称而它的实质是看不见的。"殊不知此处"无形"是相对而言，是与心、肝、脾、肺、肾、胃、大肠、小肠、胆、膀胱等脏器能相对独立，并具有它特定的形态而言。其实，要搞清楚这个问题并不难，因为搞清楚古人对"心主"的认识，也就搞清楚了古人所说"心主"与"三焦"俱有名无形的真正意图。

在现存古代非医学文献中，最早提到"三焦"和"心主"的匹配关系是东汉成书的《白虎通义》，如《情性》："三焦者，包络府也。"由此可知，心主又叫包络。所谓包络，即今日所说的心包及冠状动脉和心包静脉系统。对此，《灵枢》有更明确的论述，如《邪客》篇："故诸邪之在于心者，皆在于心之包络。包络者，心主之脉也"。这些论述清楚地表明，古人已从解剖上明确，"心主"即心脏的包裹组织及其中的血管系统。尽管古人在解剖学上已经认识到"心主"有形，但由于心包及其血管系统又不能脱离其他组织而独立存在，所以《难经》作者称它有名无形。据此可知，所谓"心主无形"，只是相对而言。《难经》作者既然认为"三焦"和"心主"一样，"俱有名无形"，"三焦"的组织形态当然也和"心主"的组织形态相一致。由此可以测知，"三焦"当如"心主"一样，不似心飞肝、脾、肺，肾，胃、膀胱、胆、大肠、小肠能相对独立具有一定形态，而只是一种包裹组织，甚或亦有血管系统。也就是据此，《难经》才说"三焦"和"心主"一样"有名无形"。

四、"三焦"应是体腔及其中的血管、神经系统的总称

《素问·六节藏象论》:"脾、胃、大肠、小肠、三焦、膀胱者,仓廪之本,营之居也。名曰器,能化糟粕,转味而出入者也。"《素问·五脏别论》又云:"夫胃、大肠、小肠、三焦、膀胱,此五者,天气之所生也,其气象天,故泻而不藏。"由此可知,"三焦"当和"胃、大肠、小肠、膀胱"一样是相同的形态组织。也就是说"三焦"和"胃、大肠、小肠、膀胱"一样里面是空洞的,可以容纳东西。唐·王冰又说:"凡虚中而受物者,皆谓之器"。再据"转味而出入者也"和"泻而不藏"还可知,"三焦"不仅是类似胃、大肠、膀胱一样的空洞组织,而且还有上下出入口。对此《难经·三十一难》曰:"三焦者,水谷之道路,气之所终始也。"众所周知,水谷入口在口腔,历经咽喉、食道、胃、大肠、小肠。水液又经肾和膀胱,最后由尿道下口排出体外;谷类食物系经魄门排出体外。气,经鼻腔吸入,历经气管和肺,在心脏的协助下布于全身,然后回归肺、气管,再经鼻腔呼出体外。

以上考察似能表明,"三焦"的形态系古人对人体体腔的总称。它包括口腔、咽喉、食道,鼻、气管、胸腔,以及其中的胃、大肠、小肠、膀胱,最后止于魄门和尿道出口。《灵枢》还从病理的角度阐述了"三焦"包括腹腔的观点,如《灵枢·邪气脏腑病形》:"三焦病者,腹气满,小腹尤坚,不得小便,窘急,溢则为水留,即为胀"。《灵枢·营卫生会》:"上焦出于胃上口,并咽以上贯膈而布胸中,走腋,循太阴之分而行,还至阳明,上至舌,下足阳明,常与营俱行于阳二十五度,行于阴亦二十五度,一周也,故五十度而复会于手太阴矣……中焦亦并胃中,出上焦之后,此所受气者,泌糟粕、蒸津液,化其精微,上注于肺脉,乃化以为血,以奉生身,莫贵于此。故得独行于经隧,命曰营气……下焦者,别回肠,注于膀胱而渗入焉"。纵观《灵枢》《素问》《难经》的论文,《灵枢·营卫生会》关于三焦部位的描述,尤其是关于上焦部位的描述,只与《灵枢》《素问》《难经》关于经脉循行起止的

论述一致。如《灵枢·经脉》："肺手太阴之肺，起于中焦，下络大肠，还循胃口，上膈属肺，从肺系横出腋下，下循濡内，行少阴心主之前，下肘中……"况且，二者所用字也基本相同，如"出"、"上"、"下"。更重要的是，《灵枢》《素问》《难经》三书，除了经脉、经筋外，对任何形态器官的论述，都没有说可以在人体中纵横上下。既如手太阴肺脉一样出于胃，又能穿过横膈，并布于胸中，走腋，上布于舌。"沿太阴之分而行"，"下足阳明"，以及"常与营俱行阳二十五度、行于阴亦二十五度……"等，资证"三焦"系类似经脉的网络状管带系统。又据"常与营俱行阳二十五，行于阴亦二十五，一周也"可知，表明古人认为这条管状系统内部循行的物质不是营血，当是卫气。卫气是什么？浅见以为当是今日所谓的淋巴液。因此，古人关于上焦循行起止的论述，当是对胸导管系统的认识。据"中焦亦并胃中……上注肺脉，乃化而为血，以奉生身，莫贵于此，故独得行于经隧，命曰营气。"以及《灵枢·五味》："血脉者，中焦之道路也，故咸入而走血矣。"可知，中焦当是对腹腔中与脏腑相连的血管系统的论述。这段考察清楚地说明，古人认识中的"三焦"至少还包括了今天所谓的以胸导管为主的淋巴系统和腹腔、胸腔中的血管系统，也许还有神经系统。

由于作为三焦物质形态的体腔及其中的淋巴管、血管、神经的总和，与其他脏器和组织紧密相联，并穿插或被包裹于其中，不似心、肝、脾、肺、肾、胃、大肠、小肠、膀胱等器官能以相对独立的形态存在，所以古人有时认为它"有名无形"。这与古人认为"心主"有名无形是一致的。

《灵枢》《素问》《难经》三书关于"三焦"功能的论述颇多。如《灵枢·决气》篇说："上焦开发，宣五谷味、熏肤、充身、泽毛，若雾露之溉，是谓气。"又如《灵枢·平人绝谷》说："上焦泄气，出其精微，慓悍滑疾。"由此看来，上焦和气也就是肺有关系。《灵枢·决气》："中焦受气，取汁变化而赤，是谓血。"又《灵枢·痈疽》："中焦出气如露，上注溪谷而渗孙脉，津液和调，变化而赤为血。"再如《灵枢·五味》："谷始入于胃，其精微者，先出胃之两焦，以溉五脏，别出两行，营卫之道。"由这几段经文来看，中焦与血的生成有关系，亦与脾、胃相关。《素问·灵兰秘典论》："三焦者，决渎之官，水道出焉。"《灵枢·平人绝谷》："下焦下溉诸肠。"由这两段经文看来，下焦与泌尿系统有关系。

五、结语

综上所述我们可以得以下结论：

"三焦"和"心主"有名无形系相对而言，并非只是两个抽象概念。

"三焦"的实质乃是人体的体腔及其中的胸导管、血管、神经系统。

古人对于人体脏腑包括三焦的命名及认识，基本是源于古代解剖认识，并非凭空想象，只是不如现代的解剖概念清晰而已。

第四节 《灵枢》《素问》中黄老和儒家思想举隅

在《灵枢》《素问》的理论体系中，阴阳五行学说是重要的组成部分。但是，黄老思想亦占有重要的地位。如《素问·上古天真论》说："故其民曰朴"。"朴"是道家术语，可见于《道德经》五十七章："故圣人云……而我无欲而民自朴。"又如《素问·四气调神大论》："被发缓行，以使志生。""使志若伏若匿，若有私意，若己有得。"《灵枢·通天》："阴阳和平之人，居处安静，无为惧惧，无为欣欣，婉然从物，或与不争，与时变化……"也都在一定程度上反映了黄老思想。不仅如此，《灵枢》《素问》有些句子，甚至是直接摘自《道德经》。如《素问·上古天真论》说："故美其食，安其居，乐其俗。"与《道德经》八十章："甘其食，美其服，安其居，乐其俗"语句极相似。又如《素问·至真要大论》说："高者抑之，下者举之，有余折之，不足补之。"

《道德经》七十七章说："高者抑之，下者举之，有余者损之，不足者补之。"可见，《内经》深受道家思想影响，故经文注释时应参阅有关道家著作。

除此以外，儒家的君主无为论，《灵枢》《素问》中也有反映。如《素问·四气调神大论》说："天气，清净光明者也……"又说："天明则日月不明。"对于这些经文，古今注家各执己见，莫衷一是。如"天气，清净光明者也"句，《黄帝内经素问白话解》语释为："天气是清虚光明的，万物的生、长、化、收、藏和人的生、长、老、病均有赖于清净光明的天气。"其实，"天气，清净光明者也"，就是说天（像皇帝）要清虚无为，清虚无为就是天之明。对此，《黄帝内经太素》语释得很正确："天道之气，清虚不可见，安静不可为，故得三光七粗光明者也。玄元皇帝曰："虚静者，天之明也。"又如"天明则日月不明"句，《素问今释》云："吴考槃：本句各家注释，根据王冰所说'大明见则小明灭'一语，说来说去都是穿凿，不太确切。要知经文在天字下当遗一"不"字，言天气不清明则日月失其光辉。何以知之？因为上文曾说：'天气，清静光明者也'。天气所以清静光明，主要因阳气浮动，无阴晦塞滞的空气。故在昼则见日光，在夜则见月光。相反的如果阴霾四布，气压太低，天空中光线晦暗，则昼不见日，夜不见月。故曰：'天明则日月不明，邪害空窍……'。与上文'天气，清静光明者也'正好作对比。"又任应秋说：明，古通"萌"，不动也，庄子应帝王"萌手不震不正"。天萌，即言天德静而不运化了。笔者认为，以上两说都不甚切题。"天明则日月不明"，是说天不要自明，天自明则日月不明，这正是儒家君主无为论的思想。如《吕氏春秋·君守》说："人主好以己为，则守职者舍职而阿主之为矣。"《吕氏春秋·骄恣》："亡国之主必自骄，必自智，必轻物。自骄则简士，自智则专独，轻物则无备。无备召祸，专独位危，简士壅塞。"也即此义。

《素问》行文说理有一个典型的特点，即为了阐明一个观点，《素问》作者喜欢从正反两面，或从生理和病理的角度，更或运用以小喻大，以大喻小的比象方法反复进行论证。"天明则日月不明"和其前的"天气清静光明者也"就是一组关系。一言变，一言常。这两段经文应该互训，所谓"天明"，即言天气不清静，天气不清静日月就不光明，此即"天明则日月不明"的真正含义。正常情况下天气是清静的，日月是光明的，此即"天气清静光明者也"的真正含义。《素问》作者在这里反复论证天气日月之间的关系的真正目的是喻人，是为了阐述人体和人的精神情志变化与人体阳气之间的关系。受当时社会流传的天人相应思想的影响，作者还注意到自然界变化对人的影响，所以《素问·生气通天论》说，"苍之气清静则志意治，顺则阳气固，邪不能害"，此是说天气清静那么人的精神情志正常，如果人的情志精神能顺应苍天的清静而清静，那么阳气就能固护人体，使邪气不至于侵害人体。如果将这段文字和"天明则日月不明，邪害空窍"联系起来，那么"天明则日月不明，邪害空窍"就是说，天气不清静使日月不光明，所以邪气能侵犯人体，这里的日月实质又是喻人体的阳气，如《素问·生气通天论》说："阳气者，若天与日，失其所则折寿而不彰，故天运当以日光明，阳因而上，卫外者也"。"阳气者，若天与日"是说人体和人体的阳气就像天和天上日月一样。什么是"失其所"呢？"天明则日月不明"就是"失其所"，即天与日之间的正常秩序失调了，天与日的正常情况又是什么呢？应即《素问·四气调神大论》的"天气清静光明者也"，也即《素问·生气通天论》的"苍天之气清静"。古人认为天与日之间，日月的光明是关键，这里讲日月光明，实质是为了强调人体与人体阳气之间的关系中阳气最重要的观点。所以《素问·生气通天论》说："故天运当以日光明"。

　　综上所述，所谓"天明则日月不明"的"明"不与"萌"通，"明"应该是不清静的意思。"天明则日月不明"应理解为：天气不清静则日月失去光辉。实质是说人体精神情志不安静，体力过劳使人阳气涣散。

第五节　"阳气者，精则养神，柔则养筋"析义

《素问·生气通天论》云："阳气者，精则养神，柔则养筋"，其释义历代医家意见不一。杨上善注曰："卫气之精，昼行六腑，夜行五脏，令五神清明，行四支及身，令筋柔弱也。"王冰注曰："此又明阳气之运养也。然阳气者，内化精微，养于神气；外为柔软，以固于筋。"后世注者多以王冰为是。对此，我不敢苟同。兹述浅见于下，以就正于高明。

《素问·生气通天论》："阳气者，烦劳则张，精绝，辟积于夏，使人煎厥。目盲不可以视，耳闭不可以听，溃溃乎若坏都，汩汩乎不可止。阳气者，大怒则形气绝，而血菀于上，使人薄厥。有伤于筋，纵，其若不容。"以上经文，从病理角度阐述了阳气与神和筋之间的关系。《素问》行文说理的基本规律，是以生理和病理互证的方法阐述概念，讲明道理。因此，上述经文的词义应联系起来看。"烦劳"与"精则养神"的"精"，"大怒"与"柔"，都是一言变，一言常。"大怒"之常是"和柔"，"烦劳"之常则应是"清静"。"精"，亦可释作"清静"。如《白虎通义·情性》："精，静也"。"阳气者，精则养神"，意即阳气在安静的情况下，能养护神气。又《素问·痹论》："阴气者，静则神藏，躁则消亡。"此又明清静可养护神气，烦躁可使神气消散。肝主筋，如《素问·经脉别论》："食气入胃，散精于肝，淫气于筋。"大怒伤肝，阳气不柔则筋失所养。情志和柔，肝不被伤，筋亦有所养，此即"柔则养筋"。

综上所述，"阳气者，精则养神，柔则养筋"的实际含义是：阳气在清静和柔的情况下，有养神养筋之功能。在这段经文里，《素问》作者的用意是在于宣扬道家清静，节怒的养生思想。

从源流上述，《素问》的养生学无疑是渊源于先秦诸子，

并集诸子之大成者。因此，有关经文应与诸子论述互相参考。

《管子·心术》："人之所职者，精也。去欲则宣，宣则静矣，静则精，精则独（立）矣；独则明，明则神矣。"职，秉持。此说与《素问·金匮真言论》"夫精者，身之本也"的意思相同，去欲，与《素问·上古天真论》"是以志闲而少欲"之义同。

又马王堆三号汉墓出土帛书《经法·论》说："正则静，静则平，平则宁，宁则素，素则精，静则神。"

若将这两段关于静、精、神三者关系的论述，与"阳气者，精则养神"一语联系起来看，那么"精则养神"之义昭然若揭。此语当是言精气充足可以养护神气，而要使精气充足则必须去欲、清静。此也可作"精"释为"静"的一个佐证。

第六节 "肺朝百脉"小议

《素问·经脉别论》说"肺朝百脉"，若仅从字面理解，当释作"肺朝会百脉"，但又与医理不符。唐王冰认为不是肺朝会百脉，而是百脉朝会于肺，如其《重广补注黄帝内经素问》说："肺为华盖，位复居高，治节由之，故受百脉之朝会也。"其后，历代医家亦有发挥，然而不外乎"肺受百脉之朝会"的说法。对此，笔者不敢苟同，并认为"肺朝百脉"的"朝"字当是"潮"字之通假借。"肺朝百脉"，应为"肺潮百脉"。

《素问》一书，"朝"字凡三见。首见于《素问·五脏生成》："诸气者，皆属于肺，此四肢八溪之朝夕也。"郭霭春《黄帝内经素问校注语译》说："朝夕，即'潮汐'，古假借字。早潮曰潮，晚潮曰汐。"肺主气，气为血帅，血随肺气向四肢八溪的灌注就像潮水一样。若把《灵枢》的十二经水、四海，以及《灵枢·岁露论》"故月满则海水西盛"，"至其月郭空则海水东盛"等联系起来，"此四肢八溪之朝夕也"的"朝夕"，无疑应是"潮汐"的通假字。因为，在海、河、溪流之后说"潮汐",远比说"早晚"更合乎逻辑。"朝"字次见于《素问·移精变气论》:"贼风数至,虚邪朝夕。"此处"朝夕"也似是"潮汐"的通假字。"虚邪朝夕",是说虚邪像海水侵袭海岸一样,不断地侵袭人体的空窍肌肤。如果此处的"朝夕"释作"早晚",早晚不含侵袭之义。况且早晚是专有名词,和量词加动词的"数至"难以匹配。既然,三见于《素问》的朝字,有二处系"潮"字之通假,所以"肺朝百脉"的"朝"字是"潮"字之通假借亦不是没有可能。

从"肺朝百脉"的上下文中,也不难看出"朝"是"潮"字的通假字。经文云:"食气之胃,浊气归心,淫精于脉,脉气流经,经气归于肺,肺朝百脉,输精于皮毛,毛脉合精,行气于府,府精神明,留于四藏,气归于权衡,权衡以平,气口成寸,以决生死。"这段经文可以简单地归纳为下面一个图示:

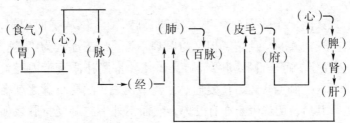

可见,自"食气入胃",到"以决死生",是营养物质由此至彼,不断转化和输布,周而复始的过程。如果"经气归于肺"以后,肺不输送,即潮输精气(营养物质)于百脉,而言"百脉朝会于肺",则如下图:

可见,"输精于皮毛"就无从说起。再者,如果在"经气归于肺"以后,又说"百脉朝会于肺",难道就无重复累赘之嫌?

况且,上段经文所用动词,多是一些比喻水流的动词,如

归、淫、流、输、合、行、溜等。倘若在此处插入一个下属晋
见上司，含有朝拜之意的动词"朝"，亦觉不伦。似不如作
"潮汐"之"潮"讲，更顺理成章。

"百脉"一词，最早见于马王堆出土竹木简医书《十问》，
简上写着："以志治气，目明耳蕙（聪），被（皮）革有光，
百脉充盈"。这里"以志治气"，即今日呼吸吐纳的气功。可
见，古代医家认为全身经脉的充盈，皮肤的光泽与气有关。肺
主气，司呼吸，气又可以充盈百脉、润泽皮毛，所以有"肺
朝百脉输精于皮毛"的经文。《十问》和《素问·经脉别论》
都提到气与百脉和皮毛之间的关系，绝非偶然，不能排除它们
之间存在继承、发展关系的可能性。

山东中医学院、河北医学院主编的《黄帝内经素问校释》
对"经气归于肺，肺朝百脉，输精于皮毛"一段经文的语译
是："血气流行在经脉之中，而到达于肺，肺又将血气输送到
全身百脉中去，最后把精气输送到皮毛。"文中二个"输送"
也说明"朝"字似当为"潮"字之假借。

现在看来，古人认识人体是从人体的客观实际开始的，是
从对外部的形象观察到内部的解剖研究获得的。在对人体的整
体观察，医疗实践，以及对残死尸体的解剖和对动物的解剖实
验中，古人逐渐认识到人体内部有一个以心脏为主的血脉系
统，如《素问·痿论》云："心主身之血脉。"又如《素问·
五脏生成》云："心之合脉也"，"诸血者，皆属于心"。但心
与血管，与血液之间究竟是个什么关系，由于当时科学技术水
平所限，古人根本无法搞清楚，更没有关于血液循环主要取决
于心脏舒张和收缩的认识。那么血液究竟靠什么推动它运行于
血管并到达全身呢？这一点并没有难住富于想象的古代先哲。
他们首先从呼吸与鼻，以及鼻与气管，气管与肺的解剖位置等
方面得到启发，提出了肺主气，司呼吸的观点，如《仪礼·
特性馈食礼》云："肺者，气之主也。"由此亦可测知，肺主
气，司呼吸的概念的形成与古人解剖动物（牲）有关。另外
古人又从呼吸与脉搏之间的规律，以及自然界江河运行，风与

波涛，潮汐等现象中得到启发，具体地提出了人体血液运行于经脉之中的动力主要靠肺的呼吸之气的观点。如《灵枢·五十营》："人一呼，脉再动，气行三寸；一吸，脉亦再动，气行三寸。呼吸定息，气行六寸。"《灵枢·动输》云："人一呼脉再动，一吸脉亦再动，呼吸不已，故动不止。"《灵枢·动输》："胃为五脏六腑之海，其清气上注于肺，肺气从太阴而行之，其行也，以息往来。"东汉王充在《论衡·书虚》中也说："夫地之有百川，犹人之有血脉也，血脉流行，泛扬动静，自有节度。百川亦然，其潮汐往来，犹人之呼吸出入也"。以上论述，资证《灵枢》《素问》两书的作者认为肺的呼吸之气是人体血液循环的根本动力，正是基于这个理论，《素问》方始形成"肺朝百脉"的概念。由此可以测知，所谓"肺朝百脉"的"朝"与"潮"当是通假字。"肺朝百脉"是说肺潮输精气于全身经脉。

《灵枢·营气》云："谷入于胃，乃传之肺，流溢于中，布散于外，精专者行于经隧，常营无已，终而复始，是谓天地之纪。故气从太阴出，注手阳明……下注肺中，复出太阴。"文中"气从太阴出"和"复出太阴"二句又可证古人认为肺是气血循环起点的观点。《素问·平人气象论》："脏真高于肺，以行荣卫阴阳。"此处"以行"与"潮输"义同。

《灵枢·决气》云："何谓气？岐伯曰：上焦开发，宣五谷味、熏肤、充身、泽毛，若雾露之溉，是谓气。"若这段关于气的概念和功能的论述与肺主气、司呼吸，以及饮食精微物质又系由肺的呼吸之气推动通过经脉内而脏腑，外而四肢百骸皮毛的过程联系起来看，说"肺朝百脉"本是"肺潮百脉"似是最允当不过。

总之，笔者倾向于认为，"肺朝百脉"的"朝"，通"潮"，训释为"潮输"。"肺朝百脉"一语系源于古代先哲关于肺是人体气血循环起点的认识。

后　记

本书初稿写成于 1988 年冬，次年 8 月蒙南京中医学院教授李锄，河南中医学院教授尚炽昌、冯明卿、赵安业、许敬生、王安邦等老师在酷暑中挥汗斧正。部分内容又蒙《河南中医》《中医杂志》《中华医史杂志》《中医药学报》等杂志选刊，受到同仁们的欢迎，学术见解的负反馈，激励着我们完成了本书。在写作过程中得到新县卫生局、新县中医院、陈店卫生院等全体领导和同志的关怀和热情帮助。陈锐、李正业、黄德宏、张荣然、韩光奎、张贤勇、冯家新、夏启良、周长富等同志所提供的宝贵意见和建议，对我们启发尤多，统此致以衷心的感谢！

众所周知，现传《灵枢》《素问》是我国古代医学理论经典之大成。中医学的理论体系无不渊源于两书，但《汉书·艺文志》所载目录中的《黄帝内经》与《灵枢》《素问》究竟是个什么关系，它是否能包括现传《灵枢》《素问》？是个千古之谜，古今学者辨析不多，更未见著之于竹帛。今不揣简陋，谈点我们的看法，仅作《黄帝内经》与《灵枢》《素问》三者关系之探讨的敲门砖，期能展开更深入的研究，以便重新构成我国从春秋到战国的古代医学发展史，并解开三者关系之谜。

五行脏腑学说和经络学说是中医学理论的核心，但这两种学说究竟是怎样产生和形成的？如何看待它？如何发扬光大？这是每一个中医和西学中工作者迫切关心的问题，也是中医事业发展首先面临的重大课题。本书搜集了许多有关五行、脏腑学说和经络学说的原始资料，并根据史料和出土古医佚书的内容，提出了一些客观的看法，希望能对中医基础理论研究有所启迪。一孔之见，难免挂一漏万，但愿我们"上下求索"的结果，不是多余的。

　　本书最后收录了一些对《灵枢》《素问》两书中疑难词语的剖析，期能对初学以帮助。

著者

1992 年 3 月